치매 없이
100세까지
사는

120가지
방법

Ketteiban 100 SAI MADE BOKENAI 120 NO HOHO by SHIRASAWA Takuji
Copyright ⓒ 2015 SHIRASAWA Takuji
All rights reserved.
Original Japanese edition published by Bungeishunju Ltd., in 2015
Korean translation rights in Korea reserved by LIONBOOKS, under the license
granted by SHIRASAWA Takuji, Japan arranged
with Bungeishunju Ltd., Japan through Enters Korea Co., Ltd.

치매 없이 100세까지 사는 120가지 방법

1판 1쇄 인쇄 | 2025년 12월 1일
1판 1쇄 발행 | 2025년 12월 10일

지은이 | 시라사와 다쿠지
옮긴이 | 박유미
펴낸이 | 최태선

펴낸곳 | 라이온북스
등록 | 제313-2005-000221호
주소 | 16010 경기도 의왕시 한직골길 15 101
전화 | 070-8633-1268
팩스 | 02-6442-4364
이메일 | lionbooks@naver.com

제작 | 타라티피에스
용지
표지 | 아르떼 210g
본문 | 마카롱 80g

ISBN 979-11-983333-5-3 03510

값은 책표지에 표시되어 있습니다.
잘못 만들어진 책은 구입한 서점에서 바꾸어 드립니다.

몸도 정신도 건강한
100세 장수인들의
식사·운동·생활습관

시라사와 다쿠지 지음
박유미 옮김

치매 없이 100세까지 사는 120가지 방법

라이온북스

들어가며

2005년 8월 30일, 네덜란드에서 115세 하고도 62일을 더 살았던 여성이 사망했다. 바로 헨드리케 반 안델 쉬퍼Hendrikje Van Andel - Schipper의 이야기인데, 115세라는 초고령에도 뇌가 아주 건강해서 눈길을 끌었다.

초고령자가 사망한 후에 그 유해를 학술적으로 세밀히 해부한 사례는 거의 없는데, 쉬퍼 쪽에서 연구에 도움이 된다면 해부해 달라는 유지를 남겼다. 그래서 쉬퍼 사후에 네덜란드 흐로닝언대학교의료센터에서 해부를 시행하고 그 소견을 학회에 발표했다.

그에 따르면 쉬퍼의 뇌 속 해마에서는 위축이 발견되지 않았다. 해마는 뇌 속에서 주로 기억을 관장하는 영역으로, 치매의 원인이 되는 알츠하이머병의 병변이 맨 먼저 나타나는 곳이다. 나이가 들면서 위축이 진행되기도 한다. 그런데 쉬퍼의 해마는 위축이 거의 일어나지 않았고, 기능적으로도 정상으로 보였다.

뇌 속에서 호흡중추 등이 자리를 잡고 있는 뇌간에는 신경세포가 모여 있는 청반핵이라는 부위가 있다. 우리의 생존을 위협하는 상황이 발생하면 우리에게 불안과 공포를 느끼게 해서 몸속으로 경고를 보내는 곳이다. 이 청반핵의 신경세포도 나이가 들수록 줄어든다.

그런데 쉬퍼는 청반핵의 신경세포도 줄지 않았다. 이는 뇌 이외의 다른 부위 신경세포도 줄지 않았다고 볼 수 있는 증거가 된다.

고령이 되면 뇌에 위축이 일어나면서 뇌 표면에 노인반이라는 기미 같은 것이 생긴다. 알츠하이머병이 진행되면 노인반이 늘어나는데, 쉬퍼의 뇌에는 이 노인반도 거의 없었다. 다시 말해 쉬퍼의 뇌는 안쪽과 바깥쪽이 모두 아주 건강했다. 115세라는 초고령인데도 뇌가 온전하게 치매를 겪지 않았다는 것이 증명된 셈이다.

쉬퍼는 112세와 113세 때도 치매 검사와 신경학적 검사를 받았는데, 당시에도 모두 정상이었다. 기억력과 집중력도 쇠퇴하기는커녕 그런 징후조차 보이지 않았다.

쉬퍼를 직접 만나보진 않았지만, 2004년에 TV 프로그램인 〈노화에 도전한다〉에서 소개하는 그의 이야기를 시청한 적이 있다. 사망하기 얼마 전 영상이었는데도 상당히 건강해 보여 놀라웠다.

쉬퍼의 유해를 해부한 소견에 따르면 뇌 기능이 60~75세를 유지한 것으로 보인다. 보호시설에서 사망했지만, 쉬퍼는 105세까지 혼자서 생활했다고 한다. 물론 도움이야 받았겠지만, 자립적으로 생활한 것이다.

100세를 넘겨서도 일상생활을 영위할 수 있는 사람을 건강한 백세인centenarian이라고 한다. 달리 말하면 100세라는 나이를 즐길 수 있는 사람, 100세에도 자신이 하고 싶은 것을 할 수 있는 사람을 가리킨다.

나이가 100세를 넘었다는 점과 스스로 생활할 수 있다는 점이 매우 중요하다. 초고령이 되면 자립해서 생활하는 일이 갈수록 어려워지기 마련이다. 오래 살아도 줄곧 누워서 지내야 한다거나 삶을 이어가기 위해 항상 누군가에게 도움을 받아야만 한다면 건강한 백세라고 할 수 없다.

단연코 쉬퍼는 건강한 '백세인'이었다. 그래서 뇌에 아무런 질병이 없었을 것이다. 뇌에 병변이 하나도 없으니 건강한 '백세인'이 됐을 테다.

100세를 넘기고 115세가 되어서도 제대로 뇌가 작동할 수 있다면 건강한 생활을 즐길 수 있다.

나는 지금껏 수명을 조절하는 유전자와 알츠하이머병을 연구해왔다. 그동안 실제로 오래 사는 분들을 관찰할 기회도 있었다. 히노하라 시게아키日野原 重明(98세), 미우라 게이조三浦敬三(101세), 이타바시 미쓰板橋 光(104세), 쇼치 사부로舁地三郞(104세), 나카가와 마키조中川牧三(105세), 아리마 히데코有馬秀子(101세) 같은 분들이었다(표기한 숫자는 내가 만났을 당시 그들의 나이다).

협조해준 분들에게는 신체의 건강 상태를 비롯해 운동 능력, 장수와 관련한 호르몬 검사 등을 실시했다. 그 결과를 이제부터 하나하나 소개할 생각이다.

그분들을 만나고 보니, 100세가 넘어도 건강한 사람은 치매도 걸리지 않고 자립해서 생활할 수 있다는 점이 인상 깊었다.

치매에 걸리지 않으면 장수할 수 있다. 일상 속에서 치매에 걸리지 않도록 노력하면 수명을 연장하는 길로도 이어진다. 이제 백세인도 꿈이 아닌 시대가 됐다. 그 방법을 지금부터 자세히 소개할 테니 일단 한 가지라도 시도해보길 바란다. 생활을 바꾸는 계기가 될 것이다. 치매 없는 인생을 위해 오늘부터 바로 시작하자.

차례

들어가며   4

레슨 1   치매 걱정 없이 100세까지 사는 식사법

1	* 115세 할머니가 가장 좋아한 음식	15
2	* 뇌에 에너지를 채워주는 아침식사	17
3	* 아침을 굶으면 오히려 살찐다	19
4	* 빵보다 밥이 좋은 이유	21
5	* 끈적끈적한 음식이 노화를 막는다	23
6	* 탄수화물은 '양'이 아니라 '질'이다	25
7	* 사과는 껍질째 먹자	27
8	* 연어가 '생선의 왕'인 이유	30
9	* 생선과 고기는 하루 간격으로 먹기	33
10	* 하루 한 줌 견과류가 주는 놀라운 효과	36
11	* 살찔 걱정은 70세까지만 한다	38
12	* 채소의 왕은 브로콜리	40
13	* 밥상 위의 보약, 새빨간 토마토	42
14	* 당근, 호박으로 베타카로틴 섭취	44
15	* 무지개 빛 채소 식단의 힘	46
16	* 생강과 고추의 매운맛이 주는 선물	48
17	* 인도에서 알츠하이머병이 드문 이유	50

18	* 지중해식과 일본식, 장수 식단의 공통점	52
19	* 주 3회 이상 마시면 좋은 과일·채소 주스	54
20	* 뇌를 젊게 가꿔주는 석류주스	56
21	* 젊은 혈관으로 되돌리는 초콜릿	58
22	* 술은 역시 적포도주	60
23	* 등 푸른 생선의 DHA가 치매를 예방하는 열쇠	62
24	* 비타민E는 영양제보다 음식으로	64
25	* 낫토가 혈액을 맑게 한다	66
26	* 노인반을 지우는 녹차의 카테킨	68
27	* 혈관을 건강하게 지켜주는 그리스식 커피	70
28	* 몸에 좋은 엑스트라 버진 올리브유	72
29	* 닭가슴살, 노화를 늦추는 단백질	75
30	* 돼지고기는 채소와 함께	77
31	* 양고기가 치매를 막는다	79
32	* 알츠하이머병에 효과적인 코코넛오일	81
33	* 새싹 채소의 특효 성분	84
34	* 아침에는 GI 지수가 낮은 메뉴로	86
35	* 하루 물 섭취량의 기준	88
36	* 암 예방에는 디자이너 푸드	90
37	* 머리부터 꼬리까지 먹는 이유	93
38	* 찜과 샤부샤부를 추천한다	96
39	* 전립샘암 예방에도 좋은 찜 요리	98
40	* 최대한 섭취를 줄여야 할 3가지	101
41	* 음식으로 수명이 달라진 지역이 있다	104
42	* 매일 체중계에 오르자	107
43	* 칼로리 제한과 장수의 상관관계	109
44	* 100세 의사의 하루 식단	112
45	* 배를 70퍼센트만 채우는 지혜	115
46	* 식욕을 다스리는 호르몬의 비밀	118
47	* 먹는 순서만 바꿔도 달라진다	120
48	* 식욕을 줄이는 간단한 방법	122
49	* 맛을 음미하며 천천히 먹자	124
50	* 밤 9시 이후에는 먹지 않는다	127
51	* 라면을 먹을 때 반드시 곁들여야 할 것	129

52 * 여성에게 중요한 칼슘 섭취　　　　　　　　　　　　132
53 * 검소한 식사가 노화를 부추긴다　　　　　　　　　　136

레슨 2 · 100세까지 건강한 뇌로 사는 생활습관

54 * 장수 유전자는 누구에게나 있다　　　　　　　　　　139
55 * 건강과 장수의 첫걸음은 계단 오르내리기　　　　　　142
56 * 한 입에 30번, 씹기의 힘　　　　　　　　　　　　　144
57 * 자기 치아가 있는 사람은 치매에 걸리지 않는다　　　147
58 * 침에 담긴 놀라운 치유력　　　　　　　　　　　　　150
59 * 신문을 읽고 세상에 관심을 가진다　　　　　　　　　152
60 * 뭐든지 도전하는 정신　　　　　　　　　　　　　　155
61 * 의욕이 곧 뇌 건강이다　　　　　　　　　　　　　　157
62 * 스스로 결정하는 습관 기르기　　　　　　　　　　　159
63 * 이틀 전 일기 쓰기의 효과　　　　　　　　　　　　　161
64 * 책을 소리 내어 읽는 힘　　　　　　　　　　　　　　163
65 * 인사를 건넬 수 있으면 치매가 아니다　　　　　　　165
66 * 뭔가 찾고 있다면 아직 괜찮다　　　　　　　　　　　167
67 * 낙관적으로 느긋하게 생각하자　　　　　　　　　　　170
68 * 노화를 늦추는 복식 호흡법을 배우자　　　　　　　　172
69 * 웃기만 해도 뇌가 깨어난다　　　　　　　　　　　　174
70 * 노래방은 일석이조의 장수법　　　　　　　　　　　　176
71 * 멋을 부리는 사람이 오래 산다면　　　　　　　　　　178
72 * 컴퓨터, 핸드폰, TV를 멀리하라　　　　　　　　　　181
73 * 사람을 직접 만나자　　　　　　　　　　　　　　　　183
74 * 포기는 곧 노화의 시작이다　　　　　　　　　　　　185
75 * 싫은 것은 조금씩 잊어버리자　　　　　　　　　　　187
76 * 자손을 위하려거든 재산을 남기지 말라　　　　　　　189
77 * 낯선 곳으로 여행을 떠나자　　　　　　　　　　　　191
78 * 요리하는 사람은 치매에 걸리지 않는다　　　　　　　194

79	* 1년 뒤까지 계획 세우기	196
80	* 나이가 들어도 두근거림을 느낀다면	198
81	* 사랑의 설렘이 치매를 예방한다	200
82	* 하루 7시간 수면이 장수의 비결	202
83	* 수면 부족이 노화를 부추긴다	205
84	* 인터넷이 우울증을 막아준다	208
85	* 좋은 도박과 나쁜 도박	210
86	* 조각가나 화가는 왜 장수하는 걸까	212
87	* 20대 몸매로 돌아가는 비결	214
88	* 동창회에 적극 참석하자	216
89	* 목표는 100세 생일	218
90	* 피로를 풀어주는 안티에이징 목욕법	220
91	* 스트레스를 날려주는 애착 물품	222
92	* 약간의 병이 있어야 오히려 건강하다	224
93	* 장수 호르몬 수치를 측정하자	226
94	* 흡연은 최고의 노화 촉진제	230
95	* 건강검진 결과는 반드시 보관한다	232

레슨 3 — 초간단 안티에이징 운동법

96	* 세계 최고 장수자의 운동 습관	237
97	* 먼저 다리와 허리를 단련한다	239
98	* 만 보 걷기도 500보부터	243
99	* 뇌가 젊어지는 유산소운동	245
100	* 운동 후엔 조금 과식해도 된다	247
101	* 비탈길 걷기 운동의 힘	249
102	* 뇌를 깨우는 태극권	251
103	* 나이가 들어도 근육을 키울 수 있다	253
104	* 빨리 걷기와 천천히 걷기를 반복한다	255
105	* 가속도계로 칼로리 소모양 확인하기	257

106 * 운동 강도를 알려주는 심박수 계산하기 259
107 * 의자나 탁자를 잡고 하는 스쾃 262
108 * 운동을 못 할 때는 일상생활을 활발하게 265
109 * 근감소증을 예방하는 운동 267
110 * 젊어지는 목 체조 269
111 * 바른 자세가 젊음을 만든다 271
112 * 골반 조이기로 노화를 방지한다 273
113 * 먹는 힘을 키우는 혀 내밀기 체조 275
114 * 밸런스볼로 전신 운동하기 277
115 * 코어 근육을 단련해주는 조이기 체조 280
116 * 운동은 매일 습관처럼 282
117 * 자외선 쬐며 일광욕하기 284
118 * 지방세포가 살찌지 않게 하려면 운동을 287
119 * 색칠놀이가 주는 치유 효과 289
120 * 나이가 들어도 바로 효과를 볼 수 있는 운동 291

레슨 1

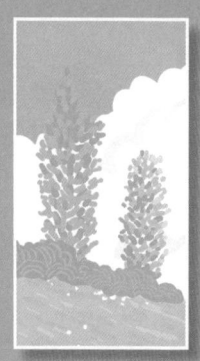

치매 걱정 없이
100세까지 사는 식사법

115세 할머니가 가장 좋아한 음식

네덜란드 사람인 헨드리케 반 안델 쉬퍼는 115세까지 살았다. 사는 동안 뇌가 쇠퇴하는 징후를 전혀 보이지 않았는데, 생전 인터뷰에서 쉬퍼는 청어와 오렌지주스를 하루도 빠짐없이 먹었다고 한다.

네덜란드에선 생선 하면 청어를 떠올릴 정도로 흔히 청어를 먹는다. 신신한 생청어를 소금에 절인(하링Haring) 다음 양파 슬라이스를 곁들여 샌드위치로도 곧잘 먹는다고 한다.

일본을 제외하면 생선을 날것으로 먹는 관습이 세계적으로 매우 드문데, 네덜란드에선 청어 배를 갈라 내장을 꺼내고 세 조각으로 뜬 다음 레몬을 뿌려서 그대로 먹는다. 청어의 계절이 돌아오면 온 시내에 생청어를 먹을 수 있는 포장마차가 들어선다고 한다.

청어는 정어리나 고등어처럼 등 푸른 생선이다. 동맥경화를 방지하고 심장병과 뇌졸중의 위험을 줄이는 영양소로 주목받는 EPA Eicosapentaenoic acid와 DHA docosahexaenoic acid도 풍부하다. 그래서 청어는 날것 그대로 섭취하는 것이 좋다. 쉬퍼도 청어가 싱싱할 때는 날것으로, 그렇지 않을 때는 소금 절임 형태로 매일 한 조각씩은 꼭 청어를 먹었던 모양이다.

참고로, 영양소 손실을 줄이는 조리법을 꼽아보면 1위가 생선회(날것), 2위가 소금 절임, 3위가 간장양념구이(데리야키), 4위가 조림, 5위가 튀김이라고 한다. 되도록 재료에 열을 가하지 않아야만 영양소 손실을 막을 수 있다는 뜻이다.

오렌지주스는 알츠하이머병을 예방할 수 있다는 연구 결과도 나와 있는 음료다. 해당 연구에 따르면 채소주스나 과일주스를 주 3회 이상 마시는 사람은 주 1회 미만으로 마시는 사람에 비해 알츠하이머병에 걸릴 위험이 76퍼센트나 감소했다.

76퍼센트라면 상당한 감소율인데, 쉬퍼도 오렌지주스를 매일 한 잔씩 마셨다고 한다. 아마도 청어와 오렌지주스가 쉬퍼의 뇌를 보호해주지 않았을까.

뇌에 에너지를 채워주는 아침식사

"아침엔 빵과 커피지"라며 간단히 먹는 사람이 많을 텐데, 하루 삼시 세끼 중 가장 중요한 식사가 바로 아침이다.

전날 언제 저녁을 먹었느냐에 따라 다르겠지만, 하루 24시간 중 공복 상태가 가장 긴 시간이 저녁식사와 아침식사 사이이다. 그만큼 잠에서 깨는 순간 우리 몸은 영양분을 원하게 된다.

'잠을 자는데 뭐 그렇게 영양분이 필요하겠어'라고 생각할 수도 있을 텐데, 잠든 동안에도 우리 몸은 쉬지 않는다. 아마 기초대사라는 말을 들어보았을 것이다. 호흡과 체온 조절처럼 우리가 생명을 유지하는 데 꼭 필요한 활동에 쓰이는 최소한의 에너지 대사를 가리키는 용어다. 그래서 기초대사는 잠을 자는 동안에도 멈추지 않는다. 이 기초대사량이 우리 몸에서 사용하는 에너지의 약 70퍼센트를 차지한다.

이렇게 잠든 동안에도 기초대사가 작용하여 에너지를 소모하는데, 이 부분을 보충해주는 것이 바로 아침식사다. 특히 영양이 부족하면 뇌에 치명적인데, 아침에 머릿속이 뿌옇고 멍한 느낌이 들면서 집중력이 떨어지는 경험을 해봤을 것이다. 이런 증상을 '뇌에 낀 안개'라는 뜻으로 브레인 포그Brain fog라고 하는데, 뇌의 에너지원인 영양소의 부족이 그 원인이다.

뇌로 가는 영양소가 자주 부족해지면 치매 발병 위험이 증가한다. 음식을 섭취하지 않으면 몸을 움직일 수 없게 되고, 몸을 움직이지 않으면 몸이 굳으면서 점점 위축된다. 뇌도 몸의 일부이기에 똑같은 일이 벌어진다.

영양소가 부족해서 뇌가 제 기능을 다하지 못하면 치매로 진행된다는 건 충분히 상상할 수 있는 일이다.

3

아침을 굶으면
오히려 살찐다

아침식사를 거를 때 따라오는 위험에 대해 좀 더 살펴보자.

롤러코스터를 좋아하는 사람은 기구를 타고 올라갈 때 감정을 억제할 수 없을 정도로 흥분한다고 한다. '자, 이제 시작하는 거야'라고 생각할라치면 피가 끓어오르는 것 같다는 것이다. 또 "으악" 하고 소리를 지르며 내려갈 때 공중에 떠 있는 듯한 느낌을 좋아한다는 사람도 있다.

나는 아쉽지만 롤러코스터를 잘 못 탄다. 특히 내려갈 때 공중에 붕 뜨는 듯한 그 느낌을 싫어한다.

그런데 아침식사를 거르면 몸속에서 롤러코스터를 타게 된다. 이렇게 표현하면 놀랄 만도 한데, 롤러코스터처럼 혈당치가 몸속에서 빠르게 오르락내리락한다는 뜻이다. 앞서도 언급했다시피 전날 저녁식사를 마치고 다음날 아침식사를 하기 전까지 시간대가 하루 중 공복 상태가 가장 길다.

그래서 아침을 거른 채로 점심을 먹으면 혈당치가 빠르게 올라간다. 공복인 상태에서 설탕에 버무린 과자처럼 단것을 먹었을 때와 같은 상황이 되기 때문이다. 달지 않고 평범한 식사를 하는데도 그렇다. 이렇게 공복 상태에서 먹은 음식 때문에 순식간에 치솟은 혈당치는 2~4시간 정도 지나면 뚝 떨어진다.

그러면 허기가 져서 무언가를 먹고 싶어진다. 이번에는 정말로 달콤한 것이 당기는데, 이때 단것을 먹으면 혈당치가 다시 치솟는다. 그리고 2~4시간이 지나면 또 뚝 떨어지면서 이런 현상을 반복한다. 단지 아침식사를 걸렀을 뿐인데, 몸속에서 롤러코스터를 타듯이 혈당이 빠르게 오르락내리락하는 것이다.

이것이 습관이 되면 혈당치를 내리는 역할, 그러니까 혈액 속 포도당을 세포가 에너지원으로 사용할 수 있도록 운반하는 역할을 하는 인슐린이 부족해져서 뇌가 당분을 섭취하라는 지시를 자주 보내게 된다. 그러다 보면 결국 뇌가 폭주해버리고 계속 살이 찌는 상태로 넘어간다.

아침을 걸렀을 뿐이거늘, 비만은 장수의 가장 큰 적이다.

먹지 않는 습관이 도리어 비만을 불러들인 셈이다. 그러니 아침식사를 절대로 거르면 안 된다.

빵보다 밥이 좋은 이유

 아침 메뉴에서 빠질 수 없는 것이 당질이다. 밥이나 빵, 면류에 들어 있는 물질이 당질인데, 아마도 탄수화물 하면 이해하기 쉬울 것이다. 더 정확히 말하면 탄수화물에는 식이섬유가 들어 있으므로, 당질은 '식이섬유가 없는 탄수화물'이라고 생각하면 된다.

 뇌는 에너지원으로 당질을 쓴다. 앞서도 언급했다시피 뇌는 당질만 받아들이는데, 최근 영양학에서 밝혀낸 내용을 보면 지방이 분해될 때 생성되는 물질인 '케톤체'도 뇌의 에너지원이 된다고 한다. 하지만 뇌의 에너지원은 대부분 당질이다.

 당질은 크게 단당류, 이당류, 다당류로 분류된다.

 우리가 주식으로 먹는 밥, 빵, 면류는 전분(녹말)인데, 전분은 당질의 기본 단위인 당 분자가 여러 개 결합된 다당류다. 당 분자가 하나뿐인 것은 분해할 필요가 없으므로 흡수도 빠르다. 이런 당질을 단당류라고 하며, 포도당과 과당이 여기에 속한다. 포도당은 전분 등이 분해되어 몸속에 흡수되는 최종 형태다. 과당은 과일에 든 단당류로, 포도, 라프랑스(서양배), 배, 사과 등에 풍부하다. "아침에 먹는 과일은 금"이라고 흔히 말하는데, 이는 아침에 우리 몸과 뇌에서 영양분을 원할 때 과일에 든 과당이 아주 그만이라는 뜻이다.

이당류로는 설탕, 유당, 맥아당이 있다. 유당은 포유류의 유즙(젖)에 함유된 물질로, 모유에 약 7퍼센트, 우유에 약 5퍼센트 들어 있다. 맥아당은 물엿의 주성분이고 고구마에도 들어 있다.

다당류로는 앞서도 말했듯 전분이 있다. 당 분자가 여러 개 모인 만큼 분해되고 흡수되어 몸속에서 에너지로 쓰이는 데 다소 시간이 걸린다. 우리 식생활에서 가장 익숙한 밥이 바로 다당류다. 그러니 아침에 간단히 빵을 먹는 사람들도 메뉴를 '밥'으로 바꿔보면 어떨까. 주식을 밥으로 선택하면 부식으로 다양한 영양소를 자연스럽게 섭취할 수 있기 때문에 조식으로는 특히 밥을 권한다. 아침에 준비하기 번거로우면 전날 밤에 잠깐 챙겨두어도 괜찮다. 처음엔 다소 시간이 걸리겠지만 익숙해지면 수월해질 테고, 또 밥을 먹으면 오전에 활동하는 데도 도움이 될 것이다.

무엇보다 뇌를 깨우고 몸에 영양분을 공급하는 데도 전분과 과당 등의 당질이 필요하므로 아침식사를 꼬박꼬박 챙기는 것이 좋다.

끈적끈적한 음식이
노화를 막는다

모험가 미우라 유이치로三浦 雄一郎의 부친인 미우라 게이조는 100세가 넘어서도 스키를 즐기던 백세인이었다. 그런 그가 아침식사를 할 때면 반드시 챙긴 것이 낫토처럼 끈적끈적한 점액질 음식이다.

낫토, 오크라, 참마 등에 들어 있는 끈적끈적한 점액질은 뮤신mucin인데, 당질과 결합해서 당질의 흡수를 늦추는 역할을 한다.

앞서도 언급했다시피 아침 식단에는 당질이 꼭 포함되어야 한다. 몸속에 들어가면 당질은 결국 포도당으로 분해되어 흡수된다. 그러면 혈액 속으로 흘러든 이 포도당을 각 세포로 운반하기 위해 인슐린이라는 호르몬이 나온다.

이때 느닷없이 혈액 속으로 다량의 포도당이 들어가면 당연히 인슐린 분비도 활발해진다. 이렇듯 갑자기 한꺼번에 인슐린이 필요해지는 상황이 반복되면 인슐린을 분비하는 공장인 췌장이 혹사당한다. 췌장이 지나친 작업량을 견디지 못하는 것이다. 이렇게 당뇨병이 시작된다.

장수하는 사람일수록 인슐린의 혈중 농도가 낮은 상태로 유지된다는 사실이 확인됐다. 따라서 인슐린이 한꺼번에 대량으로 필요해지는 상황을 피해야 한다.

이럴 때 낫토가 꽤 효과적이다. 점액질인 뮤신이 당질에 달라붙어 당질의 분해를 다소 억제하기 때문이다. 그만큼 당질의 흡수가 더디고 혈액 속 포도당이 빠르게 증가하지 않는다. 당연히 인슐린도 느리게 분비된다.

낫토만 먹을 게 아니라 낫토에 오크라, 마른 멸치, 알을 넣거나 무즙을 곁들이는 등 다양하게 조합하면 낫토도 훌륭한 반찬이 된다. 한번 시도해보기 바란다.

아침식사로 당질을 양껏 먹고 싶은 충동이 일겠지만, 갑자기 인슐린이 대량으로 필요해지는 상황은 막아야 한다.

탄수화물은 '양'이 아니라 '질'이다

요즘 서구에선 팔레오 다이어트Paleolithic diet가 인기를 끌고 있다. '팔레오'란 '구석기 시대의'라는 뜻으로, 팔레오 다이어트 하면 구석기 시대 식생활에서 힌트를 얻은 다이어트를 말한다. 뉴욕에 팔레오 다이어트 식단을 제공하는 전문점이 있어 다녀왔는데, 상점 입구 간판에 "Get Back to Human(인간으로 돌아가라)"과 "산업이 음식을 해치기 전 인간 본연의 섭취 방식으로 돌아갈 때가 왔다"라는 문구가 적혀 있었다. 현대인에게 빼놓을 수 없는 백미, 밀가루, 백설탕 같은 '정제 식품'은 모두 근대 산업이 만든 식품이다.

2014년 4월, 미국 캘리포니아대학교 로스앤젤레스캠퍼스UCLA와 캔자스대학교의 연구자들은 정제 식품이 래트(실험 쥐)에게 미치는 영향을 조사한 연구 결과를 발표했다. 암컷 래트 32마리를 두 그룹으로 나눈 다음 한 그룹에는 곡물가루나 생선가루처럼 가공도가 낮은 재료로 구성된 일반 먹이를, 다른 그룹에는 정제된 당질이 많이 든 먹이를 6개월간 제공했다. 그 결과, 정제 식품을 먹은 래트는 체중이 증가했다. 먹이나 물을 얻기 위해 래트가 레버를 누를 수 있는 장치가 있었는데, 정제 식품만 먹은 래트는 그런 행동 능력이 떨어졌고, 행동을 중단한 시간도 일반 먹이를 제공받은 그룹보다 두 배나 길었다는 사실이 확인됐다.

해당 실험을 진행하는 동안 9일간에 걸쳐 먹이를 바꿔서도 관찰해보았더니, 애초 정제 식품을 먹었던 래트는 체중이 줄었지만 행동 능력은 개선되지 않았다. 정제 식품을 먹지 않았던 쥐도 빠르게 체중이 불었지만 행동 능력은 떨어지지 않았다.

논문에선 마지막에 이렇게 적는다. "정제 식품이 비만의 원인이듯 행동과 인지 장애를 일으키는 데 중요한 역할을 할 수도 있다."

이 연구는 탄수화물의 '질'이 중요하다는 점을 시사한다. 말하자면 현미, 전립분 등 정제하지 않은 탄수화물은 인간의 행동이나 인지에도 좋은 영향을 줄 가능성이 크다는 뜻이다.

정제 식품은 당뇨병에도 좋지 않다. 일본 당뇨병학회는 미국 지침에 따라 지금도 총섭취 에너지 중 50~60퍼센트를 탄수화물로 섭취하라고 권장하는데, 미국에선 이렇게 권장하고 15년 만에 당뇨병 환자가 3배나 늘었다. 탄수화물은 '양'은 물론 '질'도 신경 써야 한다.

사과는 껍질째 먹자

아침식사에서 빼놓을 수 없는 메뉴가 바로 과일이다. 일본 후생노동성이 생활습관병을 예방하고 건강을 증진하기 위해 마련한 〈건강일본 21〉에선 채소를 하루에 350그램 이상, 과일은 200그램 이상 섭취하라고 권장한다. 또한 연령과 성별에 따라 단백질, 당질, 지방뿐 아니라 비타민, 미네랄 등의 섭취 기준을 자세히 소개한다. 통계에 따르면 오늘날 우리가 섭취하는 채소는 290그램이고 과일은 고작 115그램이다. 그만큼 과일 섭취량이 상당히 부족한 실정이다.

사과는 중간 정도 크기면 230그램가량 되므로 한 알로 하루 필요량을 챙길 수 있다. 참고로, 껍질을 제거한 과육을 기준으로 바나나는 한 개에 90그램, 귤은 중간 정도 크기가 75그램, 배는 사과 크기가 250그램, 복숭아는 250그램, 파인애플은 8~9조각에 90그램 가량 된다.

도쿄도 노인종합연구소에 재직할 당시, 우리 연구실에서 사과를 조사한 적이 있다. 사과에 든 폴리페놀을 실험했는데, 폴리페놀 하면 와인에 든 폴리페놀이 유명하다. 식물이 광합성으로 얻는 자체 색소와 쓴맛의 성분인데, 식물 대부분이 지니고 있으며 세포 생성과 활성화에 중요한 역할을 한다. 알려진 종류만 해도 300종이 넘는다. 녹차의 카테킨, 블루베리의 안토사이아닌, 강황의 쿠르쿠민, 대두의 이소플라본 등이 폴리페놀의 일종이다.

사과에도 폴리페놀이 몇 종 있는데, 특히 프로시아니딘Procyanidin류가 풍부하다. 프로시아니딘은 지방 축적을 억제하고, 암세포 사멸을 유도하는 것으로 확인됐다.

우리는 래트를 살찌우기 위해 비만 유도식을 활용하여 실험을 진행했다. 한 그룹에는 비만 유도식을, 다른 그룹에는 사과의 폴리페놀을 제공하며 두 그룹을 비교해보았더니, 사과의 폴리페놀을 섭취한 그룹에서 뚜렷하게 중성지방이 감소하고 내장지방도 쌓이지 않았다. 사과의 폴리페놀에 비만을 방지하고 내장지방 축적을 억제하며 중성지방을 줄이는 효과가 있다는 점이 증명된 것이다.

또한 지방 산화 상태를 조사해보니 활성산소를 분해하는 산소의 작용이 활발해져 지방 산화가 억제됐다. 산화된 지방이 혈관 벽에 침착되면 동맥경화가 진행되어 건강에 좋지 않은 영향을 미칠 수 있다.

사과의 폴리페놀은 동물뿐 아니라 사람에게도 똑같은 효과를 보인다는 사실이 확인됐다.

또 다른 실험에서 활성산소의 영향으로 점점 심장이 노화를 겪는 마우스(실험용 생쥐)에게 사과의 폴리페놀을 먹였더니 심장 노화가 상당히 억제됐고 수명도 30퍼센트나 늘어났다.

사과는 껍질 바로 밑에 폴리페놀이 들어 있으므로 껍질째 먹는 것이 좋다. 농약이 걱정된다면 무농약 사과를 선택하는 것도 한 방법이다.

유럽에는 '사과가 빨갛게 익으면 의사가 파랗게 질린다'는 속담이 있는데, 사과 폴리페놀의 실험으로 이 속담이 입증된 셈이다.

8

연어가 '생선의 왕'인 이유

아침 식단에 자주 등장하는 생선으로는 전갱이를 비롯한 건어물이 많은데, 꼭 먹어야 한다고 추천하고 싶은 메뉴는 연어다. 아침뿐 아니라 점심과 저녁 식탁에도 올릴 만하다.

연어는 항노화를 위해 섭취해야 할 최고의 생선이다. 연어의 살은 붉은색인데, 여기에 항노화 효과가 있다.

본래 흰색인 연어의 살이 붉은색을 띠는 이유는 아스타크산틴astaxanthin이라는 천연색소 때문이다. 아스타크산틴은 카로티노이드계 일종으로 해조류의 색소인데, 해조류를 먹은 크릴새우가 연어의 주식이어서 살빛이 붉어진 것이다.

게나 새우 등도 데치면 붉어지는데, 이 역시 아스타크산틴 때문이다. 게나 새우에 함유된 아스타크산틴은 단백질과 결합하여 일반적으로는 검은색을 띠지만, 굽거나 삶으면서 열을 가하면 아스타크산틴이 단백질과 분리되어 붉은색을 띤다.

크릴새우, 게, 새우는 모두 아스타크산틴의 원료인 해조류를 먹는다.

산란할 때가 되면 연어는 바다에서 고향의 강으로 돌아오는데, 강을 거슬러 올라가는 동안 아예 먹이를 입에도 대지 않는다고 한다. 바다에선 회유回遊하느라 느긋하게 헤엄치지만, 일단 고향의 강으로 접어들면 물살을 거슬러 올라가야 하기에 운동량이 상당할 것이다. 그 운동량에 따른 부담으로부터 몸을 지켜주는 것도 아스타크산틴이다.

아스타크산틴을 소개하는 첫 번째 이유는 항산화 효과 때문이다. 우리가 살아가는 데는 산소가 꼭 필요하다. 그런데 산소는 그 일부가 활성산소라는 유독 물질로 변한다. 물론 우리 몸속에 활성산소를 제거하는 시스템이 있지만 그것만으로는 충분하지 않다. 이렇게 미처 제거하지 못한 활성산소가 몸속 콜레스테롤과 세포 자체를 산화시키는데, 이것이 동맥경화와 노화의 원인이 된다.

노화를 늦추기 위해서라도 산화를 억제할 필요가 있다. 그러려면 항산화 작용을 하는 식품을 섭취하는 것이 중요하다.

바로 아스타크산틴처럼 말이다. 항산화 작용을 하는 물질로는 비타민 E와 천연색소(카로티노이드 중에도 특히 붉은 색소)가 대표적인데, 아스타크산틴의 효능은 비타민 E의 무려 500배나 되며, 토마토의 리코펜lycopene(토마토를 붉게 만들어주는 색소)보다도 강력하여 지금으로선 '세계에서 가장 강력한 카로티노이드'라고 한다.

고향의 강을 거슬러 오를 때 연어는 죽을힘을 다해 몸을 움직인다. 그만큼 활성산소도 많이 생성되는데, 이를 아스타크산틴이 억제해준다.

아스타크산틴은 혈액 뇌 장벽Blood-Brain Barrier을 통과할 수 있다는 장점이 있다. 혈액 뇌 장벽은 뇌에 유해한 물질이 들어오지 않도록 막아주기도 하지만, 뇌에 유익한 물질도 차단한다. 그런데 아스타크산틴이 이 장벽을 통과할 수 있다는 보고가 나와서 치매 예방이 가능할 것으로 기대를 모으고 있다.

연어에 함유된 영양소로 아스타크산틴만 있는 것은 아니다. 비타민 A, B2, D, E 등과 EPA, DNA도 풍부하다. 죄다 중장년층의 생활습관병을 예방하는 데 안성맞춤인 영양소다.

최근에는 슈퍼마켓 등에서 판매하는 양식 연어가 많은데, 연어 사료의 첨가물과 약물 등도 염려되므로 가급적 자연산 연어를 섭취하는 것이 좋다.

9

생선과 고기는 하루 간격으로 먹기

지금도 영양실조에 걸리는 사람이 있다는 말을 들으면 놀랄 것이다. 언제 어디서든 음식물을 섭취할 수 있는 오늘날, 영양실조라는 말은 사라졌다고 생각하는 사람이 많을 테다.

하지만 영양실조라고 콕 집어 말할 순 없어도 그런 상태에 가까운 사람들이 있다.

의학적으로 영양 상태가 부족한지 살피려면 혈액 속 알부민 수치를 확인하면 된다. 알부민은 혈액 속에 가장 많이 들어 있는 단백질로, 혈청 단백질의 50~60퍼센트를 차지한다. 알부민 수치가 낮다면 단백질 섭취가 부족하다든지, 간질환이 있다든지, 만성소모질환으로 알부민이 분해되는 상태일 수 있다. 단백질 부족은 영양실조, 만성소모질환, 간질환의 생물학적 지표가 된다.

알부민이 부족하면 다양한 질환과 연관되므로 간병이 필요할 수도 있다. 그렇지 않고 혈액 속에 알부민이 충분한 동안에는 사실상 간병이 필요 없다. 네덜란드의 초고령자인 쉬퍼도 105세까지 혼자서 생활했다. 쉬퍼가 청어와 오렌지주스를 빠뜨리지 않고 먹었다는 사실은 알고 있지만, 분명 그 밖에도 다양한 음식을 섭취했을 것이다.

균형 있는 식사를 유지하면 알부민이 부족해지지 않는다.

아스타크산틴, EPA, DHA와 생선에 함유된 영양소가 주목을 받으면서 생선이 좋고 육류는 나쁘다는 식으로 생각하기도 한다. 어쨌거나 생선에 함유된 지방이 동맥경화를 예방하고 노화를 막아주는 것은 분명하다.

여기서 놓쳐서는 안 되는 것이 식단에 포함된 단백질의 양이다. 육류의 단백질 함량은 부위에 따라 약간 다르지만 30~40퍼센트다. 그래서 전골용 쇠고기 300그램을 먹으면 단백질을 90그램이나 섭취할 수 있다. 물론 생선에도 단백질이 들어 있지만, 예를 들어 전갱이 한 마리(170그램)를 소금구이로 먹었다고 해도 단백질 섭취량은 15그램에 불과하다. 생선 한 마리를 다 먹을 수 있다면야 좋겠지만, 그렇다 쳐도 생선의 먹을 수 있는 부분은 고작 50그램뿐이다. 생선의 단백질 함량이 28퍼센트이므로, 단백질 섭취량은 15그램가량이 되는 것이다. 안타깝지만 생선으로는 육류만큼 다량의 단백질을 섭취할 수 없다.

일본 후생노동성에서 마련한 〈일본인의 식사 섭취 기준〉에 따르면 단백질 하루 권장량이 남성은 60그램, 여성이 50그램이므로 전골용 고기(육류)라면 충분하지만 전갱이라면 3마리 정도는 섭취해야 한다.

나이가 들수록 기름진 음식을 싫어하는 사람이 늘기 마련인데, 풍부한 단백질을 간편하게 섭취할 수 있는 육류는 반드시 식탁에 올리는 것이 좋다. 그래서 생선과 육류를 하루 간격으로 섭취할 것을 권장한다. 그러면 무리 없이 단백질도 챙기고, 노화를 예방하는 효과가 뛰어난 생선도 충분히 섭취할 수 있다.

하루 한 줌
견과류가 주는
놀라운 효과

구석기 시대에서 힌트를 얻을 수 있는 식습관이 또 있다. 바로 견과류다. 견과류 하면 익숙하게 떠오르는 것이 땅콩인데, 그보다는 아몬드나 캐슈너트 같은 나무 견과류를 의식적으로 챙겨 먹는 것이 좋다.

견과류는 영양소가 풍부하고 몸에 좋은 지방산도 들었다. 특히 눈여겨보아야 할 것이 오메가3 지방산과 파이토케미컬phytochemical(식물성 생화학 물질)이다.

오메가3 지방산은 호두와 아몬드에 풍부하게 든 양질의 지방이다. 현재 순환기계 질환을 예방하는 데 효과적이라고 알려져 세계적인 주목을 받고 있다.

파이토케미컬은 비타민, 미네랄, 식이섬유와는 또 다른 영양소 중 하나로, 항산화와 면역력 강화에 효과가 있다. 폴리페놀이 대표적이다.

특히 아몬드에 든 파이토스테롤Phytosterol도 파이토케미컬의 일종인데 혈중 콜레스테롤 수치를 낮추는 작용을 한다. 견과류를 많이 섭취하는 사람은 그렇지 않은 사람에 비해 대사증후군에 걸리거나 비만이 될 확률이 낮다는 미국 대학의 연구 결과도 있다.

2013년 11월,《뉴잉글랜드 저널 오브 메디슨The New England Journal of Medicine》에 재미있는 논문이 게재됐다. 미국 하버드대학교 의대 잉 바오Ying Bao 박사 팀이 견과류 섭취량과 질병 사망률의 연관성을 조사한 결과, 일주일에 7회 이상 견과류를 먹는 사람은 그렇지 않은 사람에 비해 총사망률이 약 20퍼센트나 낮았다는 사실을 확인했다. 질병별로 사망 위험률을 살펴보면, 견과류를 주 5회 이상 먹은 사람은 그렇지 않은 사람에 비해 암은 11퍼센트, 심장병은 29퍼센트, 당뇨병은 16퍼센트, 신장병은 39퍼센트나 낮았다.

견과류는 건강과 다이어트에도 효과적이지만, 간식으로 먹는 것이 좋다. 소금을 첨가하지 않고 생으로, 또는 살짝 구워서 먹는 것을 추천한다. 달달 볶으면 단백질, 칼슘, 철 등 영양분이 파괴된다.

살찔 걱정은
70세까지만
한다

70세가 될 때까지 비만을 눈엣가시처럼 여겨야 한다. 이렇게 말하면 지나치다 싶겠지만, 9장에서도 언급했다시피 알부민 부족을 예방하기 위해서라도 꾸준히 육류를 섭취할 필요가 있다. 육류를 가까이하면 자연스럽게 지방분도 섭취하게 되는데, 여기서 생기는 문제가 대사증후군이다.

이제는 많은 사람이 대사증후군에 대해 알 테지만, 여기서 한 번 더 그 정의를 짚고 넘어가겠다. 세계보건기구WHO에 따르면 대사증후군이란 "내장 비만으로 인해 인슐린 기능이 떨어진 상태에서 고혈압, 내당능장애(당뇨병 전단계), 지질대사 이상(고지질혈증) 등이 생겨 동맥경화가 진행되면서 심장병이나 뇌졸중 등이 한꺼번에 나타나는 질병"이다. 여기서 기준은 내장 비만이다. 정확하게 말하면 내장 비만으로 인해 인슐린 기능이 떨어진다는 점이 중요한데, 이 내용은 나중에 더 자세히 소개하겠다.

내장 비만인지 여부를 정확히 알려면 CT 촬영을 해야 한다. 그래서 대신 복부 둘레(허리 둘레)를 측정해서 판단하는데, 복부 둘레를 놓고 그 근거가 문제시되고 있다.

배가 툭 튀어나온 사람이 스스로 대사증후군을 염려해 살을 빼야겠다고 생각한다면 대단히 바람직하다. 분명 비만은 장수의 최대 적이다. 하지만 살을 빼겠다고 무리하게 나서도 문제가 된다.

왜냐하면 나이에 따라 예방해야 할 질병의 내용이 다르기 때문이다. 70세까지는 암, 심장병, 뇌졸중을 조심해야 한다. 이른바 생활습관병을 예방하는 것이 목적이다. 그렇다면 70세 이후는?

70세를 넘어서면 간병이 필요해지는 상황을 예방해야 한다. 몸져누울 정도는 아니더라도 몸을 가누기가 불안해서 결국 외출하기도 귀찮아진다면 상황이 심각해진다.

이런 사태를 피하려면 영양 상태가 부족해져서는 안 된다. 비만을 예방하는 대신 조금씩 살이 쪄도 괜찮다. 가장 바람직한 건 체중이 변하지 않는 것이다. 70세가 될 때까지는 '살을 약간씩 빼기'를, 70세를 넘어서면 '살을 조금씩 찌우기'를 목표로 삼자. 이것이 건강과 장수의 기본이다.

채소의 왕은 브로콜리

연어가 생선의 왕이라면 채소의 왕은 브로콜리다.

채소에는 비타민, 미네랄, 식이섬유 등 우리 몸에 꼭 필요한 영양소가 많이 들었다. 최근 식물영양소로서 관심을 모으는 것이 파이토케미컬이다. 채소에 수천 종이나 들었다고 한다. 그 기능이 모두 밝혀진 건 아니지만, 우리 몸속 산화를 막는 항산화 작용, 암 세포 성장을 억제하는 항종양 작용을 한다. 사과의 폴리페놀도 파이토케미컬의 일종이다.

채소를 먹을 때 느끼는 '아린 맛'도 파이토케미컬 때문이다. 채소는 햇볕을 쬐며 성장하는데, 햇볕에는 자외선 등 유해한 물질이 포함돼 있다. 채소는 이 자외선을 차단하고 무해하게 만들어 스스로를 보호하는데, 그 역할을 하는 것 중 하나가 파이토케미컬이다.

이런 파이토케미컬을 200종 이상 함유한 채소가 브로콜리다. 브로콜리를 먹을 때 느끼는 특유의 쌉쌀한 맛이 파이토케미컬이다.

브로콜리에 든 파이토케미컬로는 발암물질 활성화를 억제하는 이소티오시안산염 Isothiocyanate, 몸속에서 비타민 A로 바뀌는 카로틴, 위궤양을 막아주는 비타민 U, 인슐린의 작용을 도와주는 크롬 chrome 등이 있다. 브로콜리는 식이섬유도 풍부해서 동맥경화와 변비 예방에도 효과적이다.

조리할 때 브로콜리를 작게 잘라서 재빨리 데치면 비타민 C 파괴를 줄일 수 있다. 줄기에도 비타민 C와 식이섬유가 많으므로 버리지 말고 섭취하는 것이 좋다.

브로콜리에서 우리가 먹는 부분은 꽃봉오리와 줄기다. 전체 크기에 비하면 먹을 수 있는 부분이 극히 일부인데, 브로콜리 전체를 보면 그 크기가 놀라울 정도다. 브로콜리의 영양분은 우리가 먹는 부분에 집중돼 있다.

2003년에 새로운 장수 유전자를 발견한 미국 매사추세츠공과대학교 MIT 레너드 가렌테 Leonard P. Guarente 교수가 자택에서 요리하는 모습을 본 적이 있다. 그때 요리한 음식이 브로콜리였는데 그 양이 상당했다. 가렌테 교수가 평소 식사와 운동에 세심하게 신경 쓴다는 점을 고려하면 브로콜리의 효과도 알고 있었을 것이다.

가끔은 브로콜리를 실컷 먹어도 좋을 듯싶다.

밥상 위의 보약, 새빨간 토마토

앞서도 언급했듯, 붉은색을 띠는 연어의 살에는 강력한 항산화 작용을 하는 아스타크산틴이 풍부하다. 이런 붉은 색소로 또한 눈여겨보아야 할 것이 리코펜lycopene이다.

토마토에 든 색소가 바로 이 리코펜으로, 카로티노이드의 일종이다. 채소나 과일의 빛깔을 띠는 천연색소를 카로티노이드라고 하는데, 그 종류로는 리코펜, 알파-카로틴, 베타-카로틴, 루테인, 베타-크립토크산틴β-cryptoxanthin 등이 있다. 리코펜은 토마토와 수박, 베타-카로틴은 당근과 호박, 루테인은 시금치를 비롯한 푸른잎채소, 베타-크립토크산틴은 귤 등에 많이 들었다.

카로티노이드는 산화를 방지하는 작용을 하는데, 그중에서도 특히 리코펜이 강력하다. 비타민 E의 100배를 웃돌 정도다.

여기서 잠깐 산화에 대해 알아보자. 붉은 녹이 슬어 약해진 철을 본 적이 있을 것이다. 단단한 철도 붉은 녹이 슬면 부식되어 만지기만 해도 쓱 부스러진다. 철이 산화되면 생기는 현상이 붉은 녹이다.

우리 몸속에서도 비슷한 사태가 벌어지는데, 몸속에 붉은 녹이 슬게 만드는 범인이 활성산소다. 우리가 호흡할 때 체내로 들어오는 산소 중 극히 일부가 활성산소로 변하므로, 우리가 호흡하는 동안에는 끊임없이 활성산소가 생성된다고 생각하면 된다. 물론 우리 몸속에는 활성산소를 제거해서 녹을 방지하는 시스템이 있다.

하지만 현대 도시에서 생활하다 보면 스트레스, 배기가스, 자외선, 전자파 등으로 인해 우리 몸속에 활성산소가 늘어만 간다. 그만큼 우리 몸속에서도 산화가 진행되는 것이다.

게다가 우리 몸의 활성산소 제거 시스템이 완전하지 않기 때문에 산화를 방지해주는 음식을 충분히 섭취할 필요가 있다.

그중 하나가 리코펜이 든 토마토다. 토마토가 띠는 붉은색이 바로 리코펜이라는 식물색소 때문이다. 토마토는 익기 전엔 녹색을 띠다가 익으면서 리코펜이 생성되어 빨갛게 된다. 그래서 빨갛게 잘 익은 토마토를 먹어야 건강에 좋다.

리코펜은 열에 강하고 기름에 잘 녹는 지용성이므로 기름에 볶거나 삶아서 익혀 먹으면 체내 흡수율이 높아진다. 이때 올리브유를 사용하면 효과적이다.

당근, 호박으로 베타카로틴 섭취

 토마토 말고도 붉은 채소로는 당근이 있다. 당근에 든 중요한 영양소는 호박에도 있다.
 그중 하나가 베타카로틴이다. 비타민 A와 밀접한 관련이 있는 영양소인데, 비타민 A 하면 야맹증을 떠올리는 독자도 있을 것이다. 야맹증은 밤이 되면 사물이 잘 보이지 않는 증상으로, 비타민 A가 부족하면 생긴다. 또한 비타민 A는 시각 기능에 중요한 영양소이기 때문에 부족하면 시력 저하의 주원인이 된다.
 눈 질환하고만 관련이 있는 건 아니다. 비타민 A는 점막 건조를 방지하고 세균 감염과 감기 예방에도 도움이 된다. 최근 연구에 따르면 활성산소 생성을 방지하고 고지질혈증, 동맥경화 개선에도 도움을 준다고 한다. 암 같은 악성종양을 억제하기도 한다.

이렇듯 비타민 A는 중요하고 우리 몸에 꼭 필요한 영양소지만 지용성이라는 단점이 있다. 지용성이란 체내 지방에 녹아서 간이나 지방조직에 저장되어 쉽게 배출되지 않는다는 뜻이다. 그만큼 지나치게 많이 섭취하면 과잉 증상이 나타난다.

그래서 주목을 받는 것이 베타카로틴이다. 프로비타민 A라고 불리는 베타카로틴은 몸속에서 비타민 A로 바뀐다. 특히 체내에 필요한 만큼만 비타민 A로 바뀌기에 과다 섭취의 위험이 낮다는 점이 좋다.

이 베타카로틴이 풍부한 식품이 당근과 호박이며, 채소의 왕인 브로콜리다. 녹황색 채소에 베타카로틴이 많으므로 부지런히 섭취해야 한다.

비타민 A는 영양제보다 채소로 챙기는 것이 좋다. 당근이나 호박은 다양한 색채로도 식탁을 풍성하게 만들어주므로 식욕을 자극하는 데도 제 역할을 한다.

무지개 빛
채소 식단의 힘

나는 식탁에 올라온 식재료의 색깔을 자주 헤아려본다.

이를테면 채소가 그런데, 13장에서 언급한 천연색소인 카로티노이드의 예처럼 채소는 색으로 분류할 수 있다.

붉은색 하면 토마토, 당근, 홍피망, 고추가 있고, 녹색 하면 시금치를 비롯한 푸른잎채소, 브로콜리, 청피망, 양배추, 양상추, 아스파라거스가 있다. 그런가 하면 노란색에는 호박, 노랑 피망, 강황(카레 재료)이 있고, 흰색에는 무, 순무, 양파, 배추가 있다. 보라색에는 가지, 자색 양파, 자색 당근, 적채(적양상추)가 있으며, 갈색에는 우엉이, 검은색으로는 참깨가 있다. 이렇게 대강 헤아려도 일곱 가지 무지개 빛깔 채소 Rainbow Vegetable가 갖춰진다.

채소뿐 아니라 과일도 색으로 분류할 수 있다. 붉은색에는 딸기, 수박, 잘 익은 감이 있고, 노란색에는 바나나, 귤, 파인애플, 망고가 있으며, 흰색에는 배, 복숭아, 리치Litchi chinensis가 있고, 보라색에는 석류 등이 있다. 사과처럼 껍질은 빨간데 과육은 하얘서 명확하게 색으로 구분하기 어려운 것도 있지만, 과일 또한 거의 일곱 가지 무지개 빛깔로 분류할 수 있다. 그래도 역시 사과는 붉은색이라고 해야 하지 않을까.

육류는 조리하면 붉은 살코기가 갈색으로 변하지만, 닭고기는 흰색을 유지한다.

식탁에 음식을 차리면 일곱 가지 무지개 빛깔이 다 갖춰졌는지 살펴보자. 만약 그렇다면 다양한 식재료를 사용했다는 증거인 만큼 영양분이 충분하다고 할 수 있다. 이제부터 일곱 가지 무지개 빛깔 식탁을 차려보는 건 어떨까.

생강과 고추의 매운맛이 주는 선물

요리에 꼭 필요한 것이 향신료다. 특히 생강과 고추가 중요한 역할을 한다.

생강은 몸을 따뜻하게 해주는 효과가 있다고 하여 최근 큰 관심을 모으고 있다. 그래서 그 영양 성분을 계속 확인하는 중이다.

대표적인 성분으로는 '진저롤Gingerol'을 꼽을 수 있는데, 생강의 매운맛을 낸다. 몸을 따뜻하게 해주고, 혈액 순환을 촉진하며, 미각을 자극해서 자율신경을 활성화해 지방을 태우는 효과도 있다.

또한 지방세포 증식을 억제하기도 하는데, 이는 상당히 중요한 작용이다. 지방세포가 늘어나면 아디포넥틴Adiponectin이라는 호르몬이 줄어들기 때문이다.

아디포넥틴은 동맥에 손상된 부분이 있으면 그리로 들어가서 복원하는 작용을 한다. 또한 혈관의 염증과 혈전 생성을 억제하고, 동맥경화가 진행되고 있더라도 혈관이 막히지 않도록 관여하여 심근경색과 뇌졸중을 예방해주는 유익한 호르몬이다. 더 나아가 간이나 근육에 작용해서 지방 연소를 촉진하기도 한다.

이처럼 유익한 호르몬은 지방조직에서 분비되는데, 지방세포가 비대해지면 아디포넥틴 분비가 줄어든다. 그래서 지방세포가 비대해지지 않도록 신경 써야 하는데, 그러자면 생강이 꼭 필요하다.

생강은 향신료로도 사용하지만 뜨거운 물에 우리거나 홍차에 넣어 마셔도 좋으니 다양한 방식으로 생강을 섭취해보자.

고추에는 캡사이신 성분이 들었다. 캡사이신이 몸속에 들어가면 혈액을 따라 뇌로 이동해서 교감신경을 자극한다. 그러면 아드레날린 분비가 촉진되어 몸이 뜨거워지고 땀이 난다. 교감신경은 지방세포에 축적된 중성지방을 태워 에너지원으로 사용하는데, 캡사이신이 비만을 해소하는 건 이처럼 교감신경을 활성화하기 때문이다.

고추가 들어간 음식은 매워서 땀이 난다고 흔히들 생각하는데, 매워서가 아니라 캡사이신의 작용 때문에 그런 것이다.

고추도 생강과 마찬가지로 몸을 따뜻하게 하고, 혈액 순환이 원활하도록 돕는다. 강한 매운맛은 권장하지 않지만 고추를 넣어 조리한 음식을 더 많이 식탁에 올려보는 것도 좋을 듯싶다.

인도에서 알츠하이머병이 드문 이유

인도는 알츠하이머병 발병률이 미국의 25퍼센트에 불과하다고 한다. 고령화에 따른 정도의 차이도 있겠지만, 25퍼센트라면 상당한 수치다.

인도 사람들 사이에서 알츠하이머병이 드문 이유는 뭘까? 연구 결과에 따르면 인도 사람들이 평소 즐겨 먹는 카레와 관련이 있다.

카레가루에 풍부한 성분이 강황이다. 카레가 노란색을 띠는 건 강황 때문이다. 이 강황에 많이 든 성분이 폴리페놀의 일종인 쿠르쿠민 curcumin이다.

쿠르쿠민을 알츠하이머병 동물모형인 실험 마우스(Tg 2576 마우스)에게 주입했더니 알츠하이머병으로 인해 뇌 표면에 생기는 기미 같은 노인반이 30퍼센트 감소했다는 연구 결과가 있다. 즉, 알츠하이머병의 진행을 늦출 수 있다는 뜻이다.

알츠하이머병은 아밀로이드-베타 단백질이 섬유 형태로 결합해서 뇌 속에 쌓이는 동안 뇌의 신경세포가 서서히 죽어가는 질환이다. 그런데 쿠르쿠민을 아밀로이드-베타 단백질 용액과 혼합했더니 이 단백질이 섬유 형태로 결합하는 현상이 대폭 줄었다. 또 섬유화된 아밀로이드-베타 단백질에 쿠르쿠민을 넣었더니 그 단백질이 분해되는 효과가 나타났다.

결국 쿠르쿠민이 알츠하이머병 발생을 억제한다는 사실이 확인된 것이다.

쿠르쿠민은 간 기능을 도와 나쁜 콜레스테롤LDL 수치를 낮추고, 활성산소를 제거하는 작용도 한다.

이렇듯 카레의 강황 성분은 알츠하이머병에 효과가 있다. 인도 사람들 사이에서 알츠하이머병 발병률이 낮은 이유다. 카레 하면 카레라이스만 떠올리는데, 카레가루를 더 많은 음식에 응용하면 좋을 듯싶다. 샐러드 등에 카레가루를 소스처럼 사용해보는 건 어떨까. 카레의 풍미가 더해져 식욕도 살아날 것이다.

지중해식과 일본식, 장수 식단의 공통점

올리브유, 과일, 채소, 콩, 곡물, 생선 하면 무엇이 떠오르는가? 올리브유는 특히 지중해 주변 국가들에서 흔히 사용하는 식재료다. 이런 식재료를 넉넉하게 넣어 만든 음식을 지중해 요리라고 한다. 여기에 소고기 등 동물성 고기와 유제품은 적게 사용한다.

미국 뉴욕 맨해튼에 사는 성인 1984명을 대상으로 지중해 요리에 가까운 식사를 자주 즐기는 사람(올리브유로 조리한 생선 요리, 여기에 채소, 콩, 통밀빵을 곁들이고 식후에 과일을 추가하는 정도), 지중해 요리를 먹긴 하지만 거기에 크게 얽매이지 않는 사람(이를테면 주재료로 생선을 선택하고 올리브유를 사용하지만 콩이나 통곡물을 곁들이지 않는 식), 지중해 요리에서 벗어난 식사를 하는 사람(소고기를 많이 먹고 채소는 별로 먹지 않는 식)을 비교했더니, 지중해 요리를 즐기는 사람에게서 알츠하이머병 위험이 68퍼센트나 낮았다. 지중해 요리를 먹긴 하지만 거기에 크게 얽매이지 않는 사람도 53퍼센트나 낮았다.

생선 요리와 채소, 곡물, 콩, 과일을 중심으로 구성한 식단은 알츠하이머병을 예방해준다. 통곡물로는 미국에선 도정하지 않은 오트밀이나 시리얼을, 밥이 주식인 곳에선 백미가 아닌 현미나 칠분도를 선택하면 된다. 가끔 보리밥을 먹는 것도 좋은 방법이다.

서구식보다는 일본식이 생선을 중심으로 채소, 콩, 곡물로 구성되기에 알츠하이머병을 예방하는 식재료를 쉽게 섭취할 수 있다. 여기에 올리브유를 드레싱으로 사용한 샐러드를 곁들여도 좋다.

지중해 요리를 더욱 맛있게 즐길 수 있도록 돕는 요소가 적포도주다. 이 이야기는 나중에 다시 하겠다.

주 3회 이상
마시면 좋은
과일·채소 주스

    115세까지 건강하게 장수한 네덜란드의 헨드리케 반 안델 쉬퍼는 오렌지주스를 매일 마셨다고 한다.

    과일주스나 채소주스를 주 3회 이상 마시는 사람과 주 1회도 마시지 않는 사람을 대상으로 알츠하이머병 발생 위험률을 조사한 연구가 있다. 일본계 미국인 1836명을 대상으로 진행한 연구인데, 주 3회 이상 마신 사람이 주 1회 미만인 사람보다 알츠하이머병 발생 위험률이 76퍼센트 낮은 것으로 나타났다. 또한 주 1~2회 마시는 사람과 전혀 마시지 않는 사람을 비교했더니 마시는 사람의 발생 위험률이 16퍼센트나 낮았다.

    알츠하이머병 발생 위험률이 4분의 1로 줄어든다고 하니 과일주스나 채소주스를 반드시 섭취하는 것이 좋다. 실험 대상이 일본계 외국인이니 일본인에게는 분명히 효과가 있을 것이다. 이런 실험에선 민족에 따라 효과의 차이가 나타나기도 하니까 말이다.

과일주스와 채소주스가 알츠하이머병을 예방할 수 있는 이유는 그 안에 풍부하게 든 폴리페놀이 항산화 작용을 하기 때문이다. 주스로 만들면 채소나 과일을 그대로 먹을 때보다 폴리페놀을 농축된 상태로 섭취할 수 있다.

신선한 채소나 과일을 꼼꼼하게 챙기는 것이 중요한데, 주스를 만들어 하루에 한 잔씩 아침식사에 곁들이면 간편하게 섭취할 수 있다.

그래도 아무리 좋다고 하루에 몇 잔씩 마시는 건 바람직하지 않다. 채소주스와 과일주스에 과당이 많기 때문이다. 과당은 당질 중에서도 흡수 속도가 빠르며, 대부분 중성지방으로 바뀌어 간에 쌓인다. 따라서 하루에 한 잔이 적절하다.

뇌를 젊게 가꿔주는 석류주스

이번에는 석류주스의 효능에 대해 알아보자.

알츠하이머병 동물모형인 마우스를 이용한 실험이다. 이 마우스는 젊은 시기(6개월 미만)에는 이상이 없다가 중년기(6개월에서 14개월)에 기억력 감퇴가 약간 나타났다. 하지만 뇌에는 별다른 이상 증상이 없었다. 그런데 노년기(14개월 이상)가 되자 기억력 감퇴는 물론 아밀로이드-베타 단백질이 뇌에 쌓이는 현상이 나타났다. 그러면서 주변 뇌세포가 서서히 죽어가는 알츠하이머병이 찾아왔다.

이 마우스에게 석류주스를 투여해봤다. 그 결과 뇌에 쌓인 아밀로이드-베타 단백질의 양(면적)이 58퍼센트나 줄어들었다.

석류주스의 성분을 살펴보면 대부분(80퍼센트)이 물이고, 나머지가 탄수화물(14퍼센트), 미네랄(0.48퍼센트), 구연산(0.4퍼센트), 단백질(0.1퍼센트), 지방(0.02퍼센트)이며, 폴리페놀도 1퍼센트 있다. 다른 성분과 비교해도 폴리페놀이 상당히 많다는 것을 알 수 있다. 따라서 석류주스에 든 폴리페놀이 알츠하이머병 증상을 완화하는 것으로 추측할 만하다.

슈퍼마켓에서 석류주스를 찾아보기는 쉽지 않지만, 그래도 다양한 방법으로 구매해서 꼭 섭취해보기 바란다. 가격이 약간 비싸기는 해도 석류주스를 마시면 효과를 볼 수 있을 것이다.

젊은 혈관으로
되돌리는
초콜릿

　초콜릿은 단맛이 강해서 건강에 좋지 않다고 생각할 법한데, 플라보노이드를 첨가한 기능성 초콜릿은 동맥경화를 예방하는 데 도움이 된다.
　네덜란드 바헤닝언대학교가 주축이 되어 2013년 말에 발표한 논문에 따르면, 일반 다크초콜릿과 플라보노이드를 첨가한 기능성 초콜릿을 비만 남성에게 섭취하게 했더니 별다른 차이 없이 두 초콜릿 모두에서 "혈관 기능이 개선됐으며, 백혈구가 혈관 벽에 들러붙는 현상이 억제되어 동맥경화를 예방한다"는 사실이 밝혀졌다. 따라서 "플라보노이드를 첨가한 초콜릿은 풍미가 덜하고 식욕을 떨어뜨리므로" 일반 다크초콜릿을 먹어도 괜찮다.

다크초콜릿은 비터초콜릿bitter chocolate이라고도 한다. 카카오 매스cacao mass 함량이 70퍼센트 정도인 초콜릿이 맛있게 먹을 수 있고, 충분한 효과도 기대할 수 있다. 혈관이 늙지 않도록 관리하기 위해 초콜릿도 선택해서 먹는 시대가 됐다.

술은 역시 적포도주

    18장에서 언급했다시피 지중해 요리를 더욱 맛있게 즐길 수 있도록 돕는 요소가 적포도주다. 그러려면 와인 잔을 다 채우지 않고 한 잔 내지 한 잔 반 정도 마시는 것이 좋다.

    적포도주를 둘러싸고 이런저런 논의와 연구가 진행되고 있다. 장수 유전자를 발견한 레너드 가렌테 교수의 동료이자 하버드대학교 교수인 데이비드 싱클레어David A. Sinclair 박사는 적포도주에 든 폴리페놀의 일종인 '레스베라트롤resveratrol'이 장수 유전자의 활성화를 높이고, 수명을 연장한다는 사실을 밝혀냈다. 레스베라트롤은 다소 비만한 상태에서도 효과를 발휘하기 때문에 비만이 큰 문제로 떠오른 미국에서 현재 가장 관심을 모으는 성분이다.

알츠하이머병과는 어떤 연관이 있을지를 밝히는 연구는 알츠하이머병 동물모형 마우스를 활용하여 진행됐다. 태어나서 4개월이 된 한 마우스에게는 적포도주를 희석해서, 비교 대상인 다른 마우스에게는 알코올을 같은 양으로 제공한 다음 각각 11개월이 됐을 때 기억력, 뇌 속에 있는 아밀로이드-베타 단백질의 양, 노인반의 면적을 조사했다.

그 결과, 알코올을 제공한 그룹에선 알츠하이머병 증상이 나타났지만 적포도주를 섭취한 그룹에선 기억력이 떨어지지 않았고, 아밀로이드-베타 단백질의 양과 노인반도 늘지 않았다. 적포도주가 알츠하이머병을 예방하는 데 도움이 된 것이다.

적포도주에는 폴리페놀이 여러 종 들어 있다. 그중 어떤 성분이 알츠하이머병을 예방해주는지 밝히는 연구가 현재 진행 중이다. 참고로, 방금 소개한 연구에서 사용한 적포도주의 포도 품종은 카베르네 소비뇽Cabernet Sauvignon이다.

등 푸른 생선의 DHA가 치매를 예방하는 열쇠

지중해 요리의 특징 중 하나는 생선 요리를 중심으로 구성된다는 점이다. 생선이 치매를 예방하는 데 상당한 효과가 있다는 건 전 세계적인 역학조사로 밝혀진 사실이다. 국제역학학회에선 '역학조사'를 이렇게 정의한다.

"특정 집단의 건강을 둘러싼 상황 또는 현상의 분포 혹은 규정 요인에 관한 연구를 말하며, 건강 문제를 제어하기 위해 역학을 응용하는 일."

그러니까 어떤 집단을 대상으로 건강과 질병 상황을 조사하고 그 원인을 탐구하는 일이라고 생각하면 된다.

전 세계적인 조사를 거친 결과, 생선을 많이 섭취하는 고령자는 치매 발병 위험이 낮다는 사실이 확인됐다.

그렇다면 생선에 함유된 어떤 성분이 효과를 발휘한 것일까? 등 푸른 생선의 기름에는 불포화지방산인 DHA가 풍부하다. DHA가 고지질혈증을 개선하고 심근경색 위험을 줄인다는 건 의학적으로도 증명된 사실이다. 그렇다면 치매와는 어떤 관련이 있을까?

또다시 알츠하이머병 동물모형인 마우스 실험으로 돌아가보자. 증상이 상당히 진행된 채 18개월이 지난 마우스를 대상으로 DHA를 제공하며 3개월간 사육했더니 DHA를 섭취한 그룹은 비교 그룹에 비해 노인반 면적이 40퍼센트나 감소했다. 이 실험 결과로 DHA가 알츠하이머병에도 효과가 있다는 사실이 확인된 것이다.

DHA가 풍부한 생선으로는 참치, 참돔(양식), 방어(자연산, 양식), 고등어, 갯장어, 홍살치, 꽁치, 정어리 등이 있다. 참치나 돔은 비교적 값이 저렴해서 하루에 한 도막 정도는 큰 부담 없이 먹을 만하다. 건어물로 섭취해도 DHA는 파괴되지 않는다고 한다. 참고로, 하루에 한 도막이면 적당하다.

비타민 E는
영양제보다
음식으로

 비타민 중에 항산화 작용으로 산화를 막아주는 것이 비타민 E다. 항산화 효과를 조사한 실험은 몇 가지 있는데, 그중 치매와 관련해서 보고된 연구로는 알츠하이머병 동물모형인 마우스에게 비타민 E를 투여한 실험이 2건 있다.

 알츠하이머병 증상이 그렇게 많이 진행되지 않은 마우스에게 비타민 E를 주입하며 4주간 사육했더니 아밀로이드-베타 단백질이 대뇌피질에선 28퍼센트, 기억에 관여하는 해마에선 50퍼센트 감소했다. 기억력도 쇠퇴하기는커녕 도리어 향상됐다.

 또 다른 실험에선 알츠하이머병 증상이 나타나지 않은 젊은 마우스와 이미 알츠하이머병 증상을 겪고 있는 고령의 마우스에게 비타민 E를 제공했다. 그 결과, 젊은 마우스한테서는 효과가 나타났지만 고령의 마우스는 그렇지 않았다. 따라서 비타민 E가 알츠하이머병을 예방하긴 하지만 치료 효과는 미미하다는 점을 알 수 있다.

이런 사실은 대규모 역학조사에서도 확인됐다. 네덜란드 로테르담에서 실시한 조사인데, 비타민 E와 비타민 C 섭취량이 많은 사람은 알츠하이머병 발병률이 낮았다. 미국 시카고에서 실시한 조사에서도 비타민 E를 섭취한 사람은 알츠하이머병 발병률이 낮아서 비타민 E가 알츠하이머병을 예방하는 데 효과를 보인다는 사실이 다시금 확인됐다.

다만, 비타민 E는 채소나 과일로 챙겨야지 영양제로 섭취하면 알츠하이머병 억제 효과가 없다는 점에 유의해야 한다.

비타민이 풍부한 식품으로는 잎녹차, 고추, 아몬드, 말차, 홍화유 등이 있다. 가끔은 말차를 마셔보는 것도 좋겠다.

낫토가
혈액을
맑게 한다

치매는 크게 두 가지로 나눌 수 있다. 하나는 알츠하이머 치매고, 다른 하나는 뇌혈관이 막히거나 터져서 혈액이 공급되지 않아 생기는 뇌혈관성 치매다. 따라서 치매를 예방하려면 무엇보다 뇌혈관을 건강하게 지키는 것이 중요하다.

여기서 또다시 낫토가 등장한다. 낫토는 특히 혈관이 막혀서 생기는 뇌경색을 예방하는 데 도움이 된다. 과거에는 혈관이 손상되어 일어나는 '뇌출혈'이 흔했지만, 최근에는 혈전이 생겨서 혈관이 막히는 '뇌경색'이 늘어나는 추세다. 서구식 식습관 등의 영향 때문이리라고 짐작한다.

낫토에는 낫토키나제 nattokinase라는 성분이 들었다. 혈액 덩어리

인 혈전을 녹이는 데 강력한 효능이 있는 성분이다. 혈액은 엉기기도 하고 녹기도 한다. 혈액이 엉기지 않으면 출혈이 멈추지 않아 위험할 수 있고, 혈관에 상처가 났을 때도 혈액이 엉겨 붙으면서 상처를 회복시켜준다. 지혈이 끝나거나 혈관 내부에 생긴 상처가 회복되면 혈전이 녹으면서 혈액도 응고를 멈춘다.

혈액이 엉기고 녹는 메커니즘이 제대로 작동해야만 혈관은 물론 몸에도 바람직하다. 하지만 나이가 들면서 동맥경화가 진행되고 혈전도 쉽사리 생기기 마련이다. 그럴수록 혈전을 녹여주는 낫토가 필요하다.

혈전을 용해하는 낫토키나제의 작용은 인공적으로 만든 혈전을 이용한 실험과 인간 몸속에 있는 혈전을 이용한 실험에서 모두 확인됐다. 사람이 직접 참여한 실험에선 매일 낫토를 먹는 그룹이 혈전을 용해하는 작용도 강력했다. 또한 낫토는 혈전 용해를 가로막는 물질을 억제하는 작용도 한다.

낫토키나제는 낫토의 끈적끈적한 성분에 들어 있다. 혈전이 생성되지 않도록 매일 아침 식탁에 낫토를 올려보자.

노인반을 지우는 녹차의 카테킨

"식사를 하고 나면 차를 즐긴다." "오후 3시가 되면 차를 마시면서 과자를 먹는다."

이런 습관에 젖은 사람이 적지 않을 것이다.

차의 명산지에선 하루에 10잔 이상 차를 마시는 사람이 많다고 하는데, 차의 산지에서 차를 즐겨 마시는 사람은 암에 걸리지 않는다는 연구 결과도 있다. 시즈오카현 나카가와네정(지금의 가와네혼정)에 사는 남성이 위암으로 사망할 확률은 전국 평균의 5분의 1에 불과하다고 한다. 나카가와네정은 가와네차로 유명한 차의 명산지다. 차에 암을 예방하는 효과가 있는지 연구해본 결과, 녹차에 든 카테킨이 암을 예방한다는 사실이 확인됐다. 다만 얼마나 마셔야 좋은지, 그 기준은 밝혀지지 않았다. 지금도 연구가 진행 중인 듯 싶다.

치매와의 연관성을 밝히기 위해 알츠하이머병 동물모형 마우스를 이용한 실험에서 녹차 카테킨의 주성분을 직접 마우스 몸속에 투여했더니, 알츠하이머병의 주요 특징인 노인반 면적이 47~54퍼센트나 감소했다. 해당 실험에선 마우스에게 체중 1킬로그램당 20밀리그램의 주성분을 투여했다. 따라서 60킬로그램인 사람이라면 1200밀리그램이 된다. 녹차 500밀리리터에 해당하는 분량이다.

매일 녹차를 마시는 습관을 들이면 좋다. 시간을 들여서 여유롭게 차를 마시면 스트레스도 해소되므로, 차를 마시는 습관을 들여보자.

혈관을
건강하게 지켜주는
그리스식 커피

적포도주의 폴리페놀이 항산화 작용으로 젊음을 지켜주듯, 커피의 폴리페놀도 젊음을 가꾸는 데 효과적이다. 커피 중에도 볶은 커피콩을 미세한 분말 형태로 갈아서 냄비에 넣고 물을 부어 끓이는 그리스 커피는 일반 커피보다 폴리페놀 함량이 높고 항산화 효과도 뛰어나다. 끓기 직전에 불을 끄고 커피 분말을 여과하지 않은 채 거품이 인 상태로 마신다. 그리스 커피는 수입 식료품점에서도 판매한다.

아테네대학교 의대 연구진은 이 그리스 커피를 자주 마시는 에게해의 '장수의 섬' 이카리아Icaria에 주목했다. 90세를 넘긴 노인이 유럽에선 전체 인구의 0.1퍼센트에 불과한데, 이카리아섬에선 그 10배인 1퍼센트에 이른다. 게다가 90세가 넘었는데도 건강 상태가 양호하다. 가히 '노화를 늦추는 섬'이라고 할 만하다.

그래서 연구진은 이카리아섬 주민들의 커피 섭취량과 혈관 상태 사이 연관성을 살펴봤다. 66세를 넘긴 142명을 대상으로 그리스 커피를 마시는 습관과 건강 상태를 조사하고, 혈관 기능 검사도 실시했다.

매일 그리스 커피를 마시는 사람은 87퍼센트였는데, 이들을 매일 마시는 커피의 양에 따라 200밀리리터 미만 그룹, 200~450밀리리터 그룹, 450밀리리터 이상 그룹으로 나누었다. 그 결과, 커피 소비량이 많을수록 혈관 내피 기능이 좋았다. 게다가 "주로 그리스 커피를 마시는 사람은 다른 종류의 커피를 마시는 사람에 비해 혈관 확장 반응이 눈에 띄게 좋았다"고 한다.

다만, 55세 미만인 사람은 커피를 지나치게 많이 마시지 않도록 주의할 필요가 있다. 미국의 유명한 메이요클리닉Mayo Clinic 회보에 게재된 연구를 보면, 1주일에 28잔 넘게 커피를 마시는 55세 미만 남녀의 사망률이 커피를 마시지 않는 사람에 비해 남성은 56퍼센트 이상, 여성은 2배 이상으로 나타났다. 이 연구에서 55세 이상인 사람들은 커피 섭취에 따른 사망률이 증가하지 않았다. 커피도 마시는 방법과 나이를 고려해서 적절한 양을 마시는 것이 바람직하다.

몸에 좋은 엑스트라 버진 올리브유

지중해 요리에 빠질 수 없는 재료가 올리브유다. 여기서 잠시 기름에 대해 알아보자. 기름은 영양학상 지방이며, 지방이 분해되면 지방산이 된다. 지방에 '산'이라는 단어가 붙으니 기름 이미지에서 멀어지는 듯한 느낌도 들지만, 그래도 기름은 기름이다.

포화지방산은 주로 동물성 기름에 들어 있기에 소고기(우지, 버터 등), 돼지고기(라드), 닭고기 등을 섭취하면 몸속으로 들어온다. 동물성 기름 말고도 야자유에 포화지방산이 함유돼 있다. 소와 돼지는 인간보다 체온이 높다. 그래서 포화지방산이 인간 몸속에 들어오면 쉽게 굳는다. 라면이나 기름기 많은 음식을 놓아두면 하얗게 기름이 굳는데, 이것이 바로 포화지방산이다. 포화지방산을 과다 섭취하면 혈액이 끈적끈적해지고, 이로 인해 심근경색이나 뇌경색이 일어난다.

치매와의 연관성을 밝히기 위해 미국 시카고에서 65세 이상인 건강한 사람들을 약 4년간 추적 조사했다. 포화지방산 섭취와 관련한 조사였는데, 포화지방산을 많이 섭취할수록 알츠하이머병 발생 위험이 증가했다고 한다. 적게 섭취한 사람에 비해 2.2배나 높았다.

따라서 포화지방산을 과다 섭취하지 않도록 주의해야 한다.

지방산에는 포화지방산 말고도 불포화지방산이 있다. 올리브유, 유채기름, 대두유, 옥수수기름, 참기름, 간, 마가린, 달걀 흰자위, EPA, DHA 등 생선 기름에 풍부한 지방산이다.

불포화지방산은 다시 단일 불포화지방산과 다가 불포화지방산으로 나뉜다. 단일 불포화지방산은 오메가9라고도 하며, 올리브유와 유채기름이 여기에 속한다. 다가 불포화지방산은 오메가6 계열의 리놀레산(대두유, 홍화유, 옥수수기름, 참기름, 마가린), 오메가3 계열의 알파-리놀렌산, 등 푸른 생선에 함유된 기름(EPA, DHA)으로 분류된다.

여기서 몸에 좋은 지방은 오메가9인 올리브유, 오메가3인 알파-리놀렌산, EPA, DHA다.

올리브유는 잘 산화하지 않고, 혈중 LDL 콜레스테롤 수치를 낮추기에 동맥경화를 예방하는 데 도움이 된다. 그중에서도 엑스트라 버진은 비타민과 미네랄이 가장 많거니와, 특히 파이토케미컬인 올레오칸탈Oleocanthal 성분이 강력한 항염증 작용을 하는 터라 만성 염증에 시달리는 사람들에게 권할 만하다. 다소 가격이 비싸긴 하지만 건강을 위해 꼭 섭취할 필요가 있다.

생선 기름이 몸에 좋은 이유는 사람이 생활하는 환경보다 물고기가 살아가는 바닷속 온도가 낮아서 그 기름이 상온에서 잘 굳지 않기 때문이다. 동물성 기름과 다른 큰 차이점이다. 오메가3 지방산이 부족하면 알츠하이머병 발생 위험이 높아진다.

이제 구운 연어에 올리브유를 뿌려서 먹는 습관을 들여보자.

지중해 요리가 좋다는 말이 이해될 것이다.

닭가슴살, 노화를 늦추는 단백질

 소고기나 돼지고기와 달리, 닭고기는 지방분이 적다. 가슴살에 껍질이 붙어 있으면 지방분이 12.3그램(100그램당)인데, 껍질을 떼어내면 2.4그램이다. 소고기(목살) 지방분이 27.2그램이므로, 그에 비하면 닭고기 지방분이 상당히 적다는 걸 알 수 있다.
 닭고기는 껍질을 떼어내면 지방 걱정 않고 섭취할 수 있는데, 특히 눈여겨볼 부위가 가슴살이다.
 닭가슴살에는 카르노신 carnosine 이라는 성분이 들었는데, 근육이 피로할 때 대량 분비되는 젖산을 이 카르노신이 중화해서 근육의 피로를 줄여준다. 또한 이때 발생하는 활성산소도 제거한다.
 카르노신은 새나 말의 근육에 풍부하다. 철새가 넓은 바다나 삼

림지대 상공을 거의 쉼 없이 날아갈 수 있고, 말이 단숨에 초원을 내달릴 수 있는 것도 이 카르노신 덕분이다. 카르노신은 지구력이나 순발력 향상에도 큰 효과를 보인다.

물론 사람은 철새처럼 줄기차게 날 필요가 없지만, 몸속 활성산소를 제거하는 항산화 성분으로서 이 카르노신이 상당히 중요한 역할을 한다. 카르노신에는 항산화 말고도 노화를 억제하는 기능이 있다.

닭고기는 지방 함량이 적을 뿐 아니라 양질의 단백질이 듬뿍 들어 있다. 게다가 필수아미노산인 메티오닌methionine도 풍부해서 간 기능을 북돋는다.

지방분이 걱정되거나 쉽게 피로를 느낀다면 닭가슴살을 선택해보자.

돼지고기는 채소와 함께

    닭가슴살을 추천한다고 해서 소고기나 돼지고기를 먹으면 안 된다는 뜻은 아니다. 한 가지만 고집하지 말고 균형 있게 다양한 고기를 섭취하는 것이 가장 좋다.

    돼지고기 안심에는 소고기의 약 10배에 해당하는 비타민 B1이 함유되어 있는데, 이는 전체 식품 중 최고치다. 돼지고기 안심을 100~150그램 정도만 먹어도 하루에 필요한 비타민 B1을 충분히 섭취할 수 있다.

    비타민 B1은 밥이나 빵 등에 든 당질이 에너지로 바뀌는 과정을 지원하며, 피로 회복에도 도움을 준다. 소변이나 땀으로 바로바로 배출되기 때문에 비타민 B1은 체내 흡수율을 높여주는 '알리신'이라는 성분과 함께 섭취하는 것이 좋다. 알리신은 양파, 마늘, 파, 부추 등에 풍부하므로 이런 채소를 곁들여볼 만하다.

소고기 등심과 비교하면 돼지고기 안심은 지방이 절반을 밑돈다. 그만큼 지방이 적어 많이 먹을 수 있다. 돼지고기는 비타민 B1 말고도 비타민 B2, 비타민 E, 니아신 등이 풍부하니 안심하고 식탁에 올려도 된다. 물론 채소도 곁들여서 말이다.

31

양고기가 치매를 막는다

카르니틴carnitine이 가장 풍부한 식품은 양고기다. 카르니틴(특히 L-카르니틴)이 몸속 지방 연소를 촉진하는 효능이 있다고 해서 화제가 된 적이 있다.

카르니틴은 뇌에서도 두 가지 중요한 작용을 한다.

첫 번째로, 뇌 속에서 기억과 사고에 관여하는 신경전달물질인 아세틸콜린을 합성하는 데 중요한 역할을 한다. 카르니틴을 섭취하면 뇌 속에서 아세틸콜린이 증가한다. 마우스를 활용한 동물실험에서 노령의 마우스에게 카르니틴을 투여했더니 뇌 속 아세틸콜린이 늘어나고, 학습 능력이 높아졌다. 기억력도 떨어지지 않았으며, 뇌 기능이 개선됐다.

두 번째로는 신경영양인자와 같은 작용을 한다. 신경영양인자는 신경의 영양분이 된다는 뜻이 아니고, 뇌 속 신경에 작용하면 신경이 활성화되는 호르몬 같은 물질을 가리킨다. 그래서 신경영양인자BDNF가 있으면 죽어가던 신경섬유나 뇌세포가 살아난다. 나이가 들수록 줄어드는 뇌세포에 카르니틴을 투여하면 뇌세포가 되살아난다.

뇌세포가 줄지 않고 치매에도 걸리지 않는 뇌를 만들려면 카르니틴이 꼭 필요하다. 카르니틴은 소고기나 돼지고기에도 들었지만 양고기에 가장 많다. 그 함량이 소고기의 약 3배, 돼지고기의 무려 9배에 달한다. 살코기로 활발하게 움직이는 부위인 다리에 특히 많다.

젊은 사람은 카르니틴을 체내에서 합성할 수 있으니 구태여 많이 섭취할 필요가 없지만, 50세를 넘어가면 적극 섭취해야 한다. 양고기가 싫으면 소고기를 선택해보자. 살코기 스테이크로 100그램 정도면 충분하다.

알츠하이머병에 효과적인 코코넛오일

알츠하이머병은 아직 정확한 원인이 밝혀지지 않았지만 퇴행성 신경변성 질환으로, 결국 누워서 지내게 되는 경우가 많다. 발병하면 인지 기능이 떨어지면서 건망증이 심해지고, 성격 변화와 행동 이상이 나타난다. 그만큼 가족의 간병 부담이 커서 단순히 본인만의 문제로 떠넘길 순 없는 실정이다. 고령화에 따라 환자 수가 증가하는 추세여서 큰 사회문제로 떠오르고 있다.

그런데 아직도 알츠하이머병을 뿌리부터 다스리는 치료법이 개발되지 않은 상태다. 일반적으로는 아세틸콜린 분해 효소 억제제Acetylcholinesterase inhibitor를 처방하긴 하는데 증상을 완화할 뿐, 병의 진행을 멈추지 못하는 것이 현실이다.

참고로, 내가 감수한 책인 《알츠하이머병이 극적으로 개선됐다! 미국 의사가 발견한 코코넛오일의 경이로운 효능Alzheimer's Disease: What If There Was a Cure》에선 알츠하이머병의 진행을 막아낼 수 있는 새로운 치료법을 소개한다.

이 책 저자인 메리 T. 뉴포트Mary T. Newport는 오하이오주 출신의 소아과 의사인데, 사랑하는 남편 스티브에게 그만 조발성 알츠하이머병early onset Alzheimer이 찾아들었다. 병이 진행되어가는 남편을 강단 있게 돌보면서, 메리는 가능한 모든 치료법을 모색했다. 먼저 신약 임상시험에 참가해보기로 했다. 하지만 병의 진행 속도가 빨라 임상시험 기준에서 제외되는 바람에 남편은 참가할 수 없었다.

그러던 중 AC-1202라는 중쇄지방산의 중쇄트라이글리세라이드triglyceride 임상시험이 있다는 소식을 우연히 알게 됐다. 아울러 이 중쇄지방산이 상품으로 출시된 식품을 발견했을 뿐 아니라 코코넛오일이나 팜유에서 추출된다는 사실도 알아냈다.

즉시 메리는 코코넛오일을 오트밀에 넣어 남편에게 건넸는데, 금세 증세가 호전됐다. 그 후 3년에 걸쳐 꾸준히 코코넛오일을 섭취한 결과, 남편의 알츠하이머병이 개선되어 병의 진행을 막는 데 성공했다.

최근엔 알츠하이머병을 '3형 당뇨병'이라고도 한다. 알츠하이머병 환자의 뇌에선 인슐린 효과가 낮아지는데(인슐린 저항성), 그러면 신경세포가 주요 에너지원인 포도당glucose을 사용하지 못하게 된다. 그러다 보면 결국 신경 변성이 일어나서 기억장애 등 증상이 악화된다.

그런데 포도당이 부족해지면 신경세포는 대신 지방산 대사산물인 케톤체를 에너지원으로 가져다 쓴다. 그래서 알츠하이머병이 시작되어 포도당을 사용할 수 없는 상태가 되더라도 꾸준히 케톤체가 공급되면 신경세포는 에너지를 내며 활성을 유지할 수 있다.

코코넛오일의 주성분인 중쇄지방산이 대사 과정에서 이 케톤체를 생성한다. 메리는 코코넛오일의 그런 효과를 발견하고, 남편의 증상을 완화하는 데 성공했다. 지금도 케톤체는 케톤 다이어트나 앳킨스 다이어트Atkins Diet(저당질 다이어트)로 각광을 받으며, 뇌의 훌륭한 에너지원이 되어주고 있다.

이 치료에 사용된 코코넛오일은 자연식이며, 흔히 시판되는 식품이라는 점에서 지금까지 알려진 알츠하이머병 치료 전략과는 다르다. 그래서 간편하게 실천할 수 있을뿐더러 증상이 빨리 개선되는 환자라면 며칠 안에 그 효과를 확인할 수 있다. 메리의 책은 수많은 알츠하이머병 환자와 그 가족들에게 기쁜 소식을 안겨줄 수 있을 것이다.

새싹 채소의
특효 성분

먹는 새싹이라면 어떤 것이 있을까? 무순, 숙주, 메밀싹, 발아현미 등을 들 수 있는데, 최근 마켓 채소 판매대에서 자주 눈에 띄는 것이 식물의 새싹, 브로콜리 새싹이다. 죽순도 새싹에 속한다.

이런 여러 새싹은 식물에게 가장 강력한 생명력이 필요한 시기인 발아할 때 필요한 영양소가 가득하다는 공통점이 있다. 단백질, 지방, 미네랄, 비타민 등 영양소가 매우 풍부하다.

또한 새싹에는 항암 효능이 뛰어난 설포라판(이소티오시안산염, isothiocyanate)이 풍부하게 들었다. 브로콜리는 앞서 자세히 소개했으니 여기서는 다른 새싹에 대해 알아보자.

무순에는 식물의 새싹 다음으로 설포라판이 풍부하게 들었다.

설포라판은 열에도 강하지만 생으로 먹는 것이 좋다. 샐러드로 만들거나 음식에 곁들여서 먹어보자.

메밀싹과 메밀가루에 많이 함유된 성분은 루틴이다. 뇌세포를 활성화하고 혈압을 낮추는 성분이다. 메밀가루보다는 메밀싹에 더 많이 들었다.

발아현미는 비타민, 미네랄, 식이섬유가 풍부하고 영양가도 높다. 발아미라고도 하며 현미보다 영양가가 더 높다. 혈압을 낮추고, 중성지방을 억제하고, 혈액 순환을 개선하는 등의 효능이 있다.

아침에는
GI 지수가
낮은 메뉴로

혈당치가 오르는 메커니즘을 다시 한번 살펴보자. 밥이나 빵 등 탄수화물(당질)을 섭취하면 분해 흡수되어 결국엔 포도당이 된다. 포도당이 혈액 속으로 들어가면 혈당치가 상승하고, 인슐린이 분비된다. 인슐린은 혈액 속 포도당이 세포 안으로 들어가 에너지원으로 사용될 수 있게끔 돕는다.

포도당이 순식간에 치솟아서 별안간 인슐린이 대량으로 필요해지는 상태가 되면, 앞서도 언급했듯이 건강에 좋지 않다.

그런데 음식물에 따라 혈당치가 상승하는 방식의 차이가 있다는 사실이 밝혀졌다. 포도당이 함유된 음식을 먹을 때보다 같은 양의 포도당을 그 자체로 섭취할 때 혈당치가 더 빠르게 상승한다.

같은 양의 포도당이 함유된 음식도 비교해보면 혈당치가 오르는 속도가 제각기 다른데, 이렇게 음식을 섭취하고 나서 혈당이 상승하는 속도를 GI 지수glycemic index라고 한다. 당연히 GI 지수가 낮은 음식, 그러니까 혈당이 상승하는 속도가 느린 음식을 먹는 것이 바람직하다.

우리가 먹는 주식을 살펴보면 혈당이 상승하는 속도가 정백미, 식빵, 프랑스빵, 베이글, 크루아상은 빠르고, 현미, 통밀빵, 호밀빵, 메밀국수, 라면은 느린 편이다. 채소 중에는 감자, 당근, 옥수수, 호박이 빠르고, 고구마, 완두콩, 토마토, 콩, 시금치, 양상추, 브로콜리, 녹색 채소, 버섯, 셀러리 등이 느린 편이다. 과일 중에는 파인애플, 포도, 수박, 황도(통조림), 바나나가 빠르고, 파파야, 딸기, 그레이프프루트(자몽), 오렌지, 사과가 느린 편이다. 유제품 중에는 아이스크림이 빠르고, 우유와 요구르트가 느린 편이다. 다크초콜릿, 코코아, 젤리도 혈당 상승 속도가 느리다.

특히 아침에는 혈당 상승 속도가 느린 음식을 먹는 것이 좋다. 밥으로는 현미나 발아미에 콩이 들어간 조림, 된장국, 낫토를 곁들이고 생선 구이로 연어 정도를 준비한다면 최고 식단이라 할 만하다. 양식으로는 통밀빵, 요구르트, 설탕을 넣지 않은 커피(커피와 홍차 모두 혈당 상승 속도가 느린 식품이다), 잎채소 샐러드(콩을 넣어도 된다)에 식후 과일로 사과나 딸기를 선택하면 좋다.

여기서 소개한 식품으로 식단을 구성해보자.

하루
물 섭취량의
기준

모든 식품에는 저마다 일정한 수분이 들었다. 요리할 때도 수분이 필요하다. 다양한 식재료를 요리에 넣어 제대로 먹으면 몸속에 얼마간 수분이 공급된다. 이 밖에도 커피나 차를 마셔서 수분을 섭취하기도 하는데, 이런 음료를 포함해서 수분은 얼마나 섭취하는 것이 좋을까? 치매와는 직접적 관련이 없지만, 노화 방지 측면에서 보면 수분 섭취는 상당히 중요하다.

우리 체중에서 약 60퍼센트가 수분이다(남성은 60퍼센트, 여성은 52~55퍼센트). 몸에 수분이 부족하면 갈증이 느껴져 물이 마시고 싶어지는데, 이것을 통제하는 부위가 뇌의 시상하부다. 나이가 들면 이 시상하부의 기능이 쇠퇴한다. 여름이면 문제가 되는 열사병과 골프를 치다 넘어지는 것도 수분 부족이 원인일 때가 많다.

수분 섭취량은 체중의 30분의 1 정도가 적당하다. 몸무게가 60킬로그램이라면 약 2000밀리리터의 수분을 섭취하면 된다. 그런데 이는 의식적으로 마셔야만 섭취할 수 있는 양이다.

앞서 권장한 주스 말고도 차나 물을 가까이 두고 자주 마시는 것이 좋다. 잠시 차를 마시는 것만으로도 기분 전환이 되고, 필요한 수분도 섭취할 수 있으니 일석이조다.

암 예방에는
디자이너 푸드

오늘날 일본인의 사망 원인 1위는 암으로, 연간 사망자 수가 32만 9314명에 달한다. 2위는 심장질환으로 17만 3024명이고, 3위가 뇌혈관 질환으로 12만 8268명이다(2006년 일본 후생노동성 인구 동태 통계 확정 수). 수치를 보면 암 사망자가 두드러지게 많다. 치매와 마찬가지로 암도 신경 써야 할 질환인 것이다. 그래서 미국에서 시행한 암 대책을 소개하고자 한다.

예전에는 미국도 일본과 마찬가지로 사망 원인 1위가 암이었다. 1960년대 후반부터 1970년대에 걸쳐 생활습관병에 걸리는 사람이 증가하면서 국민의 의료비 부담이 커져만 갔다. 심장병 치료비만 해도 미국 경제에 구멍을 내다시피 할 지경이었다. 암 사망률을

암 예방 효능이 뛰어난 식품을 피라미드 형태로 정리한 '디자이너 푸드 프로그램'

미국 국립암연구소NCI에서 암 예방에 좋다고 선정한 식품으로, 피라미드 위로 갈수록 그 효능이 뛰어나다. 가장 좋은 식품은 마늘이고, 그다음이 양배추, 생강, 셀러리, 양파 등인데 여기에 함유된 물질이 파이토케미컬의 일종인 황 화합물이다.

```
                    마늘
                양배추, 감초
                  콩, 생강
            미나리과 식물(당근, 셀러리)

          양파, 차, 심황turmeric, 통밀, 아마, 현미
          감귤류(오렌지, 레몬, 그레이프푸르트)
          가지과 식물(토마토, 가지, 피망)
        십자화과 식물(브로콜리, 콜리플라워, 방울양배추)

     멜론, 바질, 타라곤tarragon, 귀리, 박하, 오레가노oregano,
     오이, 타임thyme, 산파, 로즈메리, 세이지, 감자, 보리, 베리류
```

절반으로 줄이기 위해, 당시 닉슨 대통령은 아폴로계획에 들인 자금에 버금가는 거액의 예산을 암 치료 기술을 개선하는 데 투입했다. 그런데도 암에 걸리는 사람이 줄어들기는커녕 계속 증가했다.

그래서 치료보다 예방 대책에 예산을 투자하는 방향으로 정책을 전환하고, 미국인의 식생활을 철저히 조사했다. 1975년, 제럴드 포드 대통령 시대가 되자 민주당 대통령 후보였던 조지 맥거번George Stanley McGovern 상원의원이 위원장을 맡은 영양문제특별위원회에서 저 조사에 따라 〈미국 상원 영양문제특별위원회 보고서〉를 완성하여 발표했다. 이것이 바로 〈맥거번 보고서〉다.

여기에 따르면 "모든 만성질환은 육식 위주의 잘못된 식생활에

서 비롯되기에 약으로는 치료할 수 없으며" 육식을 포함해 다량의 지방, 설탕, 소금이 심장병, 암, 뇌졸중 같은 질병과 직접적으로 연결되므로 영양소 섭취 방식과 식사법을 개선하라고 경고한다. 즉, 〈맥거번 보고서〉는 영양소 편중이나 식사법 때문에 질병이 생긴다고 지적했다. 공적인 보고서로는 최초다.

영양문제특별위원회는 NCI에 영양(식사)과 암의 연관성을 조사해 달라고 의뢰했다. 여기서 나온 것이 '디자이너 푸드 프로그램'(식물성 식품으로 암을 예방하는 계획)이다. 채소, 과일, 곡류, 해조류 등에 어떤 성분이 들었고 거기서 암 예방 효능을 기대할 수 있는지를 밝히기 위해 수만 종의 화학물질을 조사하고, 역학조사 데이터를 모아 분석한 다음, 약 600종의 화학물질에 암 예방 효능이 있을 가능성이 있다고 발표했다. 이를테면 카테킨 등의 폴리페놀, 채소와 해조류 등의 천연색소인 카로티노이드, 허브 등에 든 테르펜terpane 등이다.

이런 물질이 담긴 식품을 효능이 뛰어난 순서대로 피라미드에 쌓아올린 것이 '디자이너 푸드 프로그램'이며, 위로 올라갈수록 암 예방 효능이 탁월하다.

맨 위에 있는 식품이 마늘, 양배추, 콩, 생강, 당근, 셀러리 등이다. 모두 슈퍼마켓 채소 판매대에서 쉽게 구할 수 있는 품목이다. 매일 식사할 때마다 꼭 챙겨서 암을 예방하자.

머리부터 꼬리까지 먹는 이유

치매를 예방하고 건강하게 장수하는 데 효과적인 식품을 소개하겠다. 뇌와 몸에 모두 좋은 조리법도 알아두면 도움이 될 것이다.

우선 머리부터 꼬리까지 모든 부위를 다 먹는다. 소고기, 돼지고기, 닭고기는 이렇게 먹기가 조금 어려울 수도 있다. 특히 소는 광우병이 염려되기 때문에 그러면 안 된다. 닭은 머리와 내장을 제거한 다음 통째로 압력솥에 넣고 조리하는 것이 미우라 게이조의 방식이다. 압력솥을 사용하면 껍질과 몸통은 물론 뼈까지 부드러워져서 그야말로 통째로 먹을 수 있다.

미우라는 이렇게 손질한 닭을 통째로 삶아서 소분한 다음 냉장고에 보관해두고 먹었다고 한다. 닭뿐 아니라 정말 좋아했던 등 푸른 생선 꽁치도 머리와 내장을 제거하고 뼈째로 압력솥에 넣고 끓였는데, 이렇게 하면 뼈까지 먹을 수 있다.

통째로 먹으면 그 음식에 담긴 영양소를 전부 섭취할 수 있다.

이처럼 원재료를 통째로 섭취하는 식이요법을 '매크로바이오틱(일물전체식)'이라고 한다. 곡류라면 도정하지 않은 채 쌀은 현미 상태로, 빵이나 밀가루는 통밀 상태로 이용하고, 채소라면 껍질을 벗기지 않은 채 그대로, 뿌리채소류도 잎까지 전부, 잔 생선 또한 머리까지 먹는 방식이다.

미우라가 애용했던 닭을 통째로 삶는 레시피를 소개하겠다.

[재료]

닭 1마리(내장을 제거하고 '통째'로 판매하는 닭)

생강 2조각(얇게 저미기)

간장 2큰술

미림 1큰술

설탕 1작은술

술 2큰술

[만드는 법]

① 닭을 내부까지 물로 깨끗이 씻은 후 물기를 뺀다.

② 압력솥에 닭과 부재료를 모두 넣고 닭이 살짝 잠길 만큼 물을

부은 다음 뚜껑을 덮고 90분간 끓인다.
③ 먹을 만큼씩 소분해서 냉장고에 넣어둔다.

미우라 게이조는 이렇게 조리한 음식을 4~5일 만에 다 먹었다고 한다.

찜과
샤부샤부를
추천한다

찜 요리가 건강에 좋다고 한다. 찌기만 하면 되므로 조리할 때 기름을 전혀 사용하지 않아도 되고, 재료에 함유된 지방분도 찌는 과정에서 대부분 제거된다는 점이 찜 요리의 특징이다. 그래서 찜 요리를 할 때는 지방분을 거의 제거하지 않아도 된다. 게다가 볶거나 굽는 조리법보다 영양가 손실도 적다.

일본에선 찜 요리 하면 흔히 계란찜을 떠올린다. 찜 요리가 건강에 좋기로 유명해진 계기가 있는데, 바로 오이타大分현 벳푸別府 온천의 '지옥찜'이다. 온천 증기를 이용해 채소와 버섯 등을 재빨리 쪄내는 조리법인데, 온천장에 오래 머물며 질병을 치료하는 사람들 사이에서 인기가 많다. 이 조리법의 핵심 포인트는 찜통 뚜껑을 살짝 열어서 내부 온도를 낮추는 방식의 저온 찜이다. 저온으로 찌면 여느 찜 요리에 비해 비타민 C 파괴를 줄일 수 있다. 찜통 속 온도는 70도다.

또한 이렇게 하면 채소의 세포막이 손상되지 않아 아삭한 식감을 느낄 수 있을뿐더러 표고버섯의 감칠맛이 한결 살아난다는 것을 알 수 있다.

찜 요리가 좋은 이유는 무엇보다도 불필요한 기름기를 없앨 수 있기 때문이다.

이런 장점이 있는 또 다른 조리법이 샤부샤부다. 식재료인 육류를 뜨거운 맛국물에 살짝 담가서 익혀 먹는 방식이다.

저온 찜은 증기가 충분히 올라간 찜통에 식재료를 넣고 뚜껑을 살짝 열기만 하면 된다. 한번 시도해보자. 식재료가 아삭하고 맛있어진다. 그렇다고 너무 많이 먹으면 효과를 볼 수 없으므로 주의해야 한다.

전립샘암 예방에도 좋은 찜 요리

프랑수아 미테랑 프랑스 전 대통령은 전립샘암을 앓았다. 대통령에 취임한 해인 1981년에 이미 암 진행 단계가 4기(D 병기)여서 골 전이가 진행되던 상태였다. 하지만 암이라는 사실을 비밀에 부치고 꾸준히 치료를 받으면서, 유고군에 포위된 사라예보를 단독으로 긴급 방문하는 등 병든 몸이라고는 도저히 생각할 수 없을 정도로 큰 활약을 보여주었다. 결국 재선에 성공하여 14년 임기를 완수했다.

현재 전립샘암은 PSA(전립선 특이항원)라는 바이오마커 biomarker 로 조기 진단이 가능해졌다. 치료법도 수술요법, 방사선요법, 호르몬요법 등으로 다양하며, 그만큼 치료 성적도 향상되는 중이다.

하지만 위암과 간암의 사망률이 감소 추세에 있는 반면, 남성의 전립샘암 사망률은 상승하고 있다.

전립샘암 발병에는 호르몬이 연관되는데, 그 못지않게 큰 영향을 미치는 요인이 식생활이다. 일본에서 전립샘암이 증가하는 배경에는 서구화된 식생활과 고지방이 있다.

식생활과 전립샘암의 연관성을 밝히는 연구도 진행 중이다. 일본 국립암연구센터는 식단에 포함된 유제품, 칼슘, 포화지방산에 주목하고 일본인 4만 3000명을 추적 조사했다. 그 결과, 유제품 섭취가 전립샘암 위험을 높이고, 칼슘과 포화지방산 섭취도 약간 그러는 것으로 밝혀졌다. 참고로, 유제품은 전립샘암뿐 아니라 난소암 위험 또한 높인다는 보고도 있다.

최근에는 육류 조리법에 따라서도 전립샘암 발병 위험을 높일 수 있다는 보고가 나와서 화제가 됐다. 서던캘리포니아대학교 공중위생대학의 아밋 조시Amit Joshi 박사 팀이 발표한 연구 결과다. 육류의 조리법 및 섭취 빈도와 전립샘암 발병 위험의 연관성을 밝히기 위해 조기 전립샘암 환자 717명, 진행성 전립샘암 환자 1140명, 대조군(전립선암에 걸리지 않은 사람) 1096명 등 총 2953명을 관찰 조사했다.

그 결과, 돼지고기나 소고기 등 붉은 살코기를 주 1.5회 이상 프라이팬에 노릇하게 구워 먹는 사람은 진행성 전립샘암 발병 위험이 30퍼센트나 증가하는 것으로 나타났다. 또한 직화구이 등 고온에서 조리한 붉은 살코기를 주 2.5회 이상 먹으면 그 위험이 40퍼센트까지 높아졌다. 흥미롭게도 스테이크보다 속까지 잘 익힌 햄버거가 더 위험했다.

한편, 닭고기의 경우 프라이팬에 조리하면 돼지고기나 소고기 같은 붉은 살코기와 마찬가지로 전립샘암 발병 위험이 증가했지만, 직화구이에선 반대로 감소했다.

조시 박사는 고온에서 조리한 붉은 살코기를 섭취하면 전립샘암 발병 위험이 증가하는 메커니즘에는 단백질이 풍부한 음식을 고온에서 조리할 때 발생하는 HCAs Heterocyclic amines(헤테로사이클릭 아민)와, 지방질이 탄 부분에 들어 있는 PAHs polycyclic aromatic hydro-carbons(다환방향족탄화수소)라는 물질이 연관됐을 가능성이 있다고 말한다. 이런 물질이 전립선 세포가 대사하는 과정에서 발암물질로 변질되어 발암성을 증가시킨다.

그러므로 직화구이처럼 구운 소고기나 돼지고기 등의 붉은 살코기를 과식하지 않도록 주의해야 한다. 닭고기는 프라이팬을 사용하는 대신 닭꼬치처럼 직화로 굽는 편이 좋을 듯싶다. 다행히 일본식 육류 요리에는 조림이나 찜이 많다. 미국보다 일본에서 전립샘암에 걸릴 확률이 낮은 배경에는 인종이 아닌 식문화의 차이가 있을 것이다.

최대한 섭취를 줄여야 할 3가지

지방, 당분, 염분, 이 3가지는 못난이 삼형제다.

여기서 당분은 단것뿐 아니라 당질도 포함한다. 지방은 물론 지방분이고, 염분은 소금을 가리킨다. 셋 다 몸에 필요한 영양소지만, 과다 섭취하면 좋지 않다. 여분으로 남아돌아서는 안 되기에 못난이 삼형제다.

그렇다면 과다 섭취에서 이 '과다'의 기준은 어디일까? 가늠하기 쉽지 않은데, 당분이라면 일단 단것을 제한하면 된다. 커피나 홍차에는 설탕을 넣지 않고, 되도록 단것은 입에 대지 않는 식으로 행동하기만 해도 상당히 좋아진다. 암을 예방하기 위해 펼치고 있는 미국의 국민운동에선 설탕 섭취를 최대한 줄이자고 강조한다.

지방분은 식재료를 통해 자연스럽게 흡수되므로, 지방 부위를 최대한 제거하는 것이 좋다.

가장 큰 문제가 염분이다. 대체로 염분을 과다 섭취하는 경향이 있다. 오늘날 일본인이 하루에 섭취하는 염분의 양은 대략 11그램이다. 1970년대에 17그램이었다가 조금씩 줄어들어 1980년대 후반부터 11그램대가 됐고, 2000년을 지나면서 11그램 앞쪽으로 넘어왔다. 지금은 10.9그램 언저리에서 오락가락한다.

더 줄어들지 않을까 싶었는데, 편의점 음식이나 도시락 등이 보편화되면서 감소 폭이 거의 나타나지 않는 실정이다.

일본 후생노동성은 염분 하루 섭취량을 남성은 9.0그램 미만, 여성은 7.5그램 미만으로 규정하지만, WHO에선 이상적인 섭취량으로 5~6그램을 권장한다. 후생노동성 지침으론 충분하지 않다고 판단해서 WHO의 권장을 따르는 전문의도 있다.

염분 섭취는 되도록 자제하는 것이 좋으므로, 그 실천 방법을 소개하면 다음과 같다.

- 육수는 진하게 우려낸다.
- 레몬 등 감귤계 조미료를 사용한다.
- 간장은 작은 접시에 담는다(음식에 직접 뿌리지 않는다).
- 절임에 간장을 사용하지 않는다.
- 라면 등의 국물은 마시지 않는다.
- 음식의 간은 적절하게 맞춘다.

- 풍미가 진한 음식은 과식하지 않는다.

소금을 조금만 섭취해도 만족감이 일도록 식습관을 들여보자.

무엇보다도 소금을 살짝만 뿌리면 식재료 본연의 맛을 느낄 수 있다. 식재료 자체의 풍미가 가릴 정도로 진한 양념은 되도록 피하는 것이 좋다.

음식으로
수명이 달라진
지역이 있다

일본에서 장수를 누리는 사람이 가장 많은 지역은 오키나와현이다. 그런데 이 지역 남성의 수명이 짧아졌다.

오키나와현은 한때 남성과 여성이 모두 일본에서 가장 장수하는 지역으로 유명했다. 그러다 남성의 평균 수명이 1995년 조사에서 4위로 하락하더니 2010년에는 30위까지(여성은 3위) 떨어졌다. 남성과 여성의 평균 수명에서 가장 큰 하락세를 보인 지역이 오키나와현이다.

왜 오키나와 남성들의 수명이 짧아졌을까?

《오키나와현 의사회보》(2006년 10월호)에 다나카 히데아키 田仲秀明 (다나카의원 원장)의 논문인 〈오키나와의 위기〉가 게재됐다. 논문에 따르면 오키나와 소재 도미시로豊見城중앙병원에서 종합건강검진을 받은 30세에서 79세 사이의 6985명을 비교 분석했다고 한다. 기간은 2003년 5월부터 2004년 3월까지였고, 대상은 남성이 3839명, 여성이 3146명이었다.

그 결과, 대사증후군으로 진단된 남성은 30.2퍼센트였고 여성은 10.3퍼센트여서, 남성이 여성의 3배였다. 대사증후군으로 진단된 기준별로 보면 복부 비만에서 남성이 48.6퍼센트로 가장 많았고, 여성은 41.5퍼센트였다. 고혈압은 남성이 47.3퍼센트, 여성은 25.0퍼센트였다. 고중성지방은 남성이 62.5퍼센트, 여성이 49.6퍼센트였으며, 고혈당은 남성이 71.7퍼센트, 여성이 53.9퍼센트였다.

이렇듯 복부 비만, 혈압과 중성지방의 높은 수치, 당뇨병 가능성 같은 대사증후군의 전형인 사례가 많이 나타났다. 비만, 고혈압, 당뇨병, 고중성지방혈증, 고콜레스테롤혈증의 위험요인 중 두 가지를 지닌 사람은 하나도 없는 사람에 비해 심장병 위험이 10배고, 3~4가지를 지닌 사람은 31배나 된다. 대사증후군의 무서운 면모가 오키나와현 남성들에게 그대로 나타나는 모양새다.

해당 논문에서도 지적하듯이, 오키나와현에는 철도가 없어 차로 이동하는 일이 잦은데, 대개 규모가 큰 쇼핑센터에서 물품을 구매하기 때문에 걸어 다닐 기회가 드물다고 한다. 게다가 오키나와현은 일본에서 처음으로 패스트푸드 매장이 생긴 곳으로, 인구 10만 명당 패스트푸드 매장 수가 가장 많다고 한다. 그만큼 미국식 생활이 정착했다고 볼 수 있다.

전통적으로 돼지고기나 소고기 등 동물성 식품 섭취량이 많아서, 1993년에는 지방 섭취량이 일본에서 유일하게 30퍼센트를 넘기도 했다.

남성이 여성보다 외식할 기회가 많아 동물성 지방을 많이 먹게 된다. 반면, 여성은 남성이 비해 집에서 식사하는 일이 흔하므로 건강을 지켜가는 것 같다.

오키나와현에서도 젊은 사람일수록 평균 수명이 짧다는 점이 확인됐다. 오키나와현 중에도 오기미大宜味촌이야말로 장수하는 사람이 많은 지역인데, 이곳 고령자는 일본 평균과 비교해서 해조류와 콩류 식품은 많이, 염분은 적게 섭취하는 편이다. 그러니까 여성과 고령자는 오키나와현의 장수를 지탱해준 식사법을 유지해왔다는 얘기다.

매일
체중계에
오르자

　미우라 게이조, 이타바시 미쓰, 쇼치 사부로, 나카가와 마키조, 아리마 히데코, 히노하라 시게아키, 그 밖에도 100세를 넘기거나 그에 가까운 분을 여럿 뵈었다. 그분들의 활기찬 생활을 보니 놀라웠고, 그 에너지에 감탄했으며, 그분들의 강한 호기심에는 감동을 받았다. 정말 훌륭한 분들이다.

　100세가 넘어서도 건강하고 생동감 있게 살아가는 사람들을 가리켜 존경심을 담아 백세인이라고 부른다. 예로부터 99세를 '백수白壽'라고 하는데, 이 '백白'에 가로 막대 하나를 그으면 '100'을 뜻하는 '백百'이 된다. 영어로는 100세가 넘은 고령자를 센티네리언이라고 한다. 셰추리 century(100년)에서 나온 단어로, 1세기 이상 살아온 사람이라는 뜻이다.

100세 하면 엄청나다는 생각이 들 수도 있겠지만, 2009년 일본 후생노동성 통계에 따르면 100세를 넘긴 고령자가 4만 399명(2024년 조사로는 9만 5119명)이다. 10년 전에 비하면 4배가 늘어난 수치다. 여성이 전체의 86.5퍼센트인 3만 4952명으로, 남성보다 압도적으로 많다. 남성은 5447명이다.

나는 백세인들을 만나보고 그분들의 멋진 생활방식에 감탄해서 나도 100세까지 살아야겠다는 목표를 세웠다.

백세인들은 젊은 시절부터 살이 찌지 않았다는 공통점이 있다. 그래서인지 모두 움직임이 유연하고 가벼워 보였다.

젊은 시절부터 체중을 일정하게 유지하며 살이 찌지 않았다는 점은 의학적으로 봐도 아주 건강한 상태다. 살이 찌면 우리 몸에 상당한 스트레스를 준다. 몸을 움직이기가 어려울 뿐 아니라 몸의 체계에도 영향을 미친다. 평생 살이 찌지 않으려면 일상생활을 관리해야 하고 스트레스도 줄여야 하는데, 바로 이것이 장수로 이어지는 길이다.

우선 매일 체중계에 오르는 습관을 들여보자. 하루하루의 체중 변화를 달력이나 수첩에 기록해보는 것도 좋은 방법이다.

칼로리 제한과
장수의
상관관계

비만은 건강과 장수의 큰 적이다. 비만을 예방하는 다이어트를 의학적으로는 칼로리 제한이라고 하는데, 이것이 얼마나 중요한지 알 수 있는 데이터가 있다. 2009년 미국 위스콘신대학교에서 발표한 자료다.

사람과 가까운 붉은털원숭이(히말라야원숭이)를 1989년부터 20년간 꾸준히 관찰하며 실험했다.

우선 붉은털원숭이를 무작위로 골라 두 그룹으로 나눈 다음 먹이의 양을 한 그룹에는 평소보다 30퍼센트 줄여서 70퍼센트만 주고, 다른 그룹에는 평소대로 주었다.

1989년 당시에는 70퍼센트 먹이군의 수컷이 15마리, 일반 먹이군의 수컷이 15마리였고, 이게 전부였다. 그러다 1994년에 70퍼센트 먹이군과 일반 먹이군에 각각 수컷 15마리와 암컷 8마리씩을 추가해서 총 76마리가 됐다.

그러고서 생존율을 확인해보니 70퍼센트 먹이군에선 38마리 중 5마리만 죽었는데, 일반 먹이군에선 38마리 중 14마리나 죽었다. 발생한 질병도 살펴보면 당뇨병에 걸린 붉은털원숭이가 70퍼센트 먹이군에선 1마리도 없었는데, 일반 먹이군에선 5마리나 됐고 11마리가 당뇨병 전조 증상(당 대사가 원활하지 않은 상태)을 보였다. 암은 70퍼센트 먹이군에서 4마리, 일반 먹이군에서 8마리였고, 심장병은 70퍼센트 먹이군에서 2마리, 일반 먹이군에서 4마리였으며, 뇌 위축도 70퍼센트 먹이군에서 훨씬 적게 나타났다.

먹이 양을 70퍼센트로 제한했을 뿐인데 사망률과 질병 발생률이 떨어진다는 사실을 알게 된 실험이다.

숫자로도 차이가 선명하게 나타났지만, 더 놀라운 건 겉모습이었다. 이 붉은털원숭이를 TV 방송으로 봤는데, 70퍼센트 먹이군은 털에 윤기가 흐르고 눈매가 날카로우며 움직임도 민첩해서 전체적으로 상당히 젊어 보였다. 반면, 일반 먹이군은 털이 너덜너덜하고 움직임도 느려서 확실히 늙었다는 인상을 받았다. 두 그룹이 같은 나이라고는 도저히 생각할 수 없을 정도로 차이가 뚜렷했다.

이 내용이 20년간 계속된 연구의 결과라는 사실만으로도 상당히 신뢰가 간다.

이렇게 칼로리를 제한하는 방법은 래트rat, 거피guppy, 접시거미, 물벼룩, 원생동물 등에서도 수명을 연장시키는 데 성공했다. 늘어난 수명이 래트가 1.4배, 거피가 1.4배, 접시거미가 1.8배, 물벼룩이 1.7배, 원생동물(아메바, 짚신벌레 등)이 1.9배였다.

사람의 경우를 살펴보면 2차 세계대전 당시에 일본도 그랬지만 영국에서도 식량 배급제를 시행했다. 당연히 그 양이 충분하지 못했다. 전쟁이라는 극심한 스트레스에 식량 사정 악화가 더해져 사망률이 높았을 것으로 예상되지만, 실제로 사망자는 적었다.

왜일까? 칼로리 제한과 관련 깊다는 것이 최근에 나온 가설이다.

그렇다면 칼로리는 얼마나 제한해야 할까?

다음 장에서 살펴보자.

100세 의사의
하루 식단

"조금 적게 먹으면 의사가 필요 없다."

그 유명한 《양생훈養生訓》(일본인의 장수 비법을 담은 책)에서 저자 가이바라 에키켄貝原益軒(일본 에도시대 초기 유학자)이 처음으로 한 말인데, 예로부터 과식을 훈계하는 격언으로 내려온다. 배가 부를 때까지 줄기차게 먹으면 분명 소화기 계통에도 큰 부담이 된다. 물론 비만이 걱정스럽긴 하지만 몸에도 부담을 주잖아,라고 생각하는 편이 낫다.

음식을 앞에 두고 '배를 80퍼센트만 채우자'라고 생각하는 자세도 썩 훌륭하지만, 건강과 장수를 바란다면 그 정도도 과식이다.

붉은털원숭이 실험 데이터에선 먹이를 평소보다 30퍼센트 줄이기만 해도 장수할 수 있었고, 당뇨병 등 질병에도 걸리지 않았다. 게다가 겉으로 보기에 젊었고, 하나도 늙지 않았다.

붉은털원숭이 다음 차례로, 세이루카聖路加국제병원의 히노하라 시게아키 선생을 소개한다.

히노하라는 자신의 기초대사량을 계산한 다음, 여기에 평소 활동량을 더해 하루 섭취 칼로리를 정했다. 의사로서 수행하는 일상 업무, 강연, 집필 활동 등을 고려하니 1300킬로칼로리가량이었다고 한다. 70세를 넘긴 남성을 기준으로 평소 활동량이 중간 정도인 (히노하라의 활동량에 비해 중간 정도인) 사람이 1850킬로칼로리이므로, 히노하라는 그중 70퍼센트를 섭취한 셈이다. 그는 칼로리를 제한할 때의 효과를 스스로 잘 알았고, 본인 또한 조금 적게 먹는다고 밝히기도 했다.

그럼 이제 히노하라의 하루 식단을 소개해보겠다. 아침식사로는 100퍼센트 천연 과즙 주스에 식물성 기름(1큰술)을 넣어 마신다. 여기에 차가운 우유 한 병을 곁들이고, 커피를 넣은 따뜻한 우유에는 레시틴 파우더를 1큰술 넣는다. 레시틴은 뇌 기능을 원활하게 해주는 지질의 일종이다. 평소에는 이렇게 아침을 먹지만, 시간이 있을 때면 바나나를 반 개 더 추가한다.

점심식사로는 차가운 우유 한 잔에 쿠키 2~3개를 더한다.

저녁식사는 가니타마(중국식 달걀 부침), 생연어 난반즈케(연어 초절임), 가지 사적, 히야얏코(고명을 올린 냉두부, 반 모), 그린 샐러드(채소 위주의 샐러드), 조갯국, 채소절임으로 구성하고, 밥은 반 공기를 먹는다.

식사다운 식사는 저녁때뿐이다. 육류보다는 생선을 챙기려고 노력하고, 채소를 많이 먹는다. 저녁식사도 양이 별로 많지 않다. 상당히 저칼로리인 식단이다.

붉은털원숭이 사례에서도 언급했다시피, 장수를 누리는 붉은털원숭이와 마찬가지로 히노하라도 체중이 20대 시절과 비교해 거의 변하지 않았다고 한다.

히노하라를 포함한 백세인들의 식습관을 살펴보면 식사량이 조금 적다. 붉은털원숭이 사례에서처럼 지금 바로 평소 식사량의 70퍼센트만 먹기는 아무래도 어렵겠다 싶으면, 우선 10퍼센트만이라도 줄여보자. 그렇게 조금씩 줄여 나가다 보면 무리하지 않고 '배를 70퍼센트만 채우는' 식사가 가능해질 것이다.

배를 70퍼센트만 채우는 지혜

 칼로리를 제한하면 좋다니까 배를 70퍼센트만 채워도 충분하다고 여기고 식사를 하면 체중은 자연스레 줄어든다. 체중은 천천히 시간을 들여 줄이는 것이 바람직하다.
 내 환자 중에 65세 남성인 Y씨가 있다. Y씨는 체중이 67킬로그램에 키가 164센티미터고, 당뇨병 가족력은 없다. 그런데 작년 말에 혈액검사를 했더니 당화혈색소(헤모글로빈 A1c) 수치가 9.1퍼센트까지 치솟아 있었다. 혈액 속에 당이 많으면 당화혈색소 수치가 높게 나타난다. Y씨의 수치가 정상 범위(5.7퍼센트 미만)보다 훨씬 높아서, 당뇨병으로 진단하고 약 처방과 함께 식사요법과 운동요법도 권했다. Y씨는 진중한 사람이라서 당뇨병이 얼마나 무서운

질환인지도 잘 알고 있었다.

작년여름에 열심히 텃밭을 가꾸었는데, 초가을에 허리를 다쳐서 몸 놀리는 일이 줄었다고 했다. 매일 캔맥주와 우롱하이(우롱차에 소주를 섞은 술)를 한두 잔씩 마셨다고도 했다. 식사도 그렇게 많이 먹지는 않았다고 하는데, 요통이 있어 몸을 거의 움직이지 않은 것이 큰 요인이 된 듯싶다.

당뇨병을 진단받은 Y씨는 바로 결심했다. 먼저 술을 끊고, 식사도 하루에 1600킬로칼로리를 목표로 줄이고, 집과 가까운 수영장에서 1시간씩 걷기로 말이다. 수영장에서 걷기는 체중에 따른 부하가 적어 허리나 무릎이 좋지 않은 사람에게 추천하는 운동이다.

3개월 후, Y씨의 당화혈색소 수치는 6.4퍼센트까지 내려갔고, 높았던 중성지방과 콜레스테롤, GOT와 GPT(간 기능 수치) 등 모든 수치가 기준치 이하로 내려갔다.

Y씨의 그간 경과를 살펴보면, 체중의 5퍼센트에 해당하는 3킬로그램이 줄었을 무렵부터 당화혈색소 수치에 변화가 나타났다. 3개월 후에는 체중이 7킬로그램 줄어서 60킬로그램이 됐는데, 그 후로 당화혈색소 수치가 점점 내려가더니 지금은 기준치 이하로 뚝 떨어져서 당뇨약 복용을 중단했다.

Y씨 말고도 여러 환자를 진찰해보니, 체중이 5퍼센트 감소될 무렵부터 환자들의 당화혈색소 수치가 개선됐다. 체중을 줄이겠다고 마음먹었다면 우선 체중의 5퍼센트를 목표로 잡는 것이 좋다.

70킬로그램이라면 3.5킬로그램, 80킬로그램이라면 4킬로그램을 감량하면 된다. 이 정도라면 목표를 달성하기가 그리 어렵지 않다. 목표를 너무 높게 잡으면 달성하기 어려워서 꾸준히 이어가지 못한다. 일단 체중의 5퍼센트부터 줄여보자. 바로 효과가 나타날 것이다.

식욕을
다스리는
호르몬의 비밀

'아, 나는 이제 더 못 먹겠어'라는 생각이 절로 드는데 주위에서 계속 먹는 사람을 보고 있으면 포만중추가 이상해진 건 아닐까 싶을 때가 있다.

배가 불러서 더는 먹을 수 없다고 신호를 보내는 곳이 포만중추다. 위 속에 음식물이 들어와서 위가 확장되어 그 자극이 전달될 때, 음식물이 소화 흡수되어 혈당치가 올라갈 때 포만중추에서 명령을 내린다. 1994년, 렙틴이라는 호르몬이 포만중추에 작용해서 이제 그만 먹어도 된다고 신호(식욕 억제 신호)를 보낸다는 사실이 발견됐다.

식욕 조절 호르몬인 렙틴을 만들 수 없도록 조작한 마우스, 렙틴을 뇌에서 받아들이지 못하도록 조작한 마우스는 식욕이 조절되지 않아서 계속 먹기 때문에 살이 찐다. 사람의 경우에는 7세 아이가 렙틴 유전자 변이로 식욕이 억제되지 않아 45킬로그램이 된 사례가 있다고 한다(7세 아이의 평균 체중은 약 24킬로그램이다). 렙틴은 지방세포에서 만들어내는 호르몬이다. 비만인 사람은 지방세포가 많아서 렙틴을 많이 분비하므로 살이 빠질 법하지만, 비만으로 인해 렙틴을 수용하는 체계에 이상이 있다는 사실이 확인됐다. 한때 렙틴을 섭취하면 쉽게 살을 뺄 수 있다고 해서 살 빠지는 꿈의 약인 양 광고하곤 했는데 아쉽게 됐다.

한편, 인슐린도 포만중추를 자극한다는 사실이 확인됐다. 혈당치가 상승하면 인슐린이 분비될 차례다. 인슐린도 포만중추를 자극해서 과식하지 않도록 조절하는데, 이는 상당히 좋은 일이다.

하지만 우리 몸은 포만중추에서 이제 그만 먹어도 된다고 명령을 내려도 계속 먹을 때가 있다. 바로 '스트레스성 폭식'이 그렇다. 초조할 때 눈앞에 과자가 있으면 무심코 먹는다. 먹으면 스트레스를 해소할 수 있다는 걸 알기 때문이다.

그만큼 식욕을 조절하기란 매우 어렵다.

먹는 순서만
바꿔도
달라진다

살을 빼는 것보다 살이 찌지 않도록 유지하는 일. 그것이 건강수명의 핵심이다.

그래서 식습관에 관한 주의사항을 한번 살펴보려고 한다. 좋아하는 음식을 먼저 먹거나 아니면 아껴두었다가 나중에 먹거나 하는 등의 다양한 습관이 있을 것이다.

여기서 중요한 점은 식이섬유가 들어 있는 음식부터 먹는 식습관을 길러야 한다는 것이다. 식이섬유는 소고기 등 동물성 지방에 달라붙어 그것을 몸 밖으로 배출한다. 그래서 식이섬유를 먼저 먹어두면 그다음에 먹는 지방이 몸속으로 흡수되지 않도록 식이섬유가 방해한다. 특히 육류를 먹을 때 이 점을 기억해두자.

밥은 마지막에 먹는 것이 좋다. 당질은 최대한 늦게 섭취하는 것이 요령이다. 처음에 밥이나 면류부터 먹으면 혈당치가 치솟아서 인슐린이 필요해진다. 인슐린이 과도하게 분비되는 식습관은 바람직하지 않다.

샐러드나 나물 반찬을 먼저, 그다음에 메인 요리인 생선이나 육류, 그다음에 밥과 과일의 순서로 먹어보자. 가이세키 요리(일본의 전통 코스 요리)를 비롯한 코스 요리의 순서가 이렇다. 천천히 시간을 들여 이런 식사를 즐겨보자.

식욕을
줄이는
간단한 방법

앞서 배를 70퍼센트만 채우기로 하자고 권했다. 지금껏 젓가락이 움직이는 대로 먹으며 식욕에 맡겨왔는데, 갑자기 그 식욕을 줄이자니 무척 어렵다.

배를 70퍼센트만 채우기로 결심했다면 차려놓은 음식의 10퍼센트는 남겨야 한다. 처음엔 허기가 져서 뭔가 먹고 싶다는 생각이 절로 든다. 하지만 그런 욕구를 참지 못하면 살을 빼기란 참으로 어렵다.

행동요법이라는 치료법이 있다. 특정 행동을 다른 행동으로 바꾸는 요법이다. 이를테면 음식을 먹는 대신 물을 마시는 것도 좋은 방법이다. 무언가 먹고 싶을 때 5분만 참는 방법도 있다. 겨우 5분이야 싫겠지만, 5분만 참으면 무언가 먹고 싶은 욕구가 꽤 가라앉는다.

식사 일기를 쓰는 것도 한 가지 방법이다. 하루에 먹은 것을 모두 기록하는 방식인데, 조금 번거롭지만 스스로가 어떨 때 먹고 싶어 하는지 파악할 수 있다. 그때껏 알아차리지 못하던 식습관을 깨달으며 식욕을 조절할 수 있게 된다. 이 과정을 잘 이용한 방법이 레코딩 다이어트Recording Diet다. 노트를 준비해서 하루에 먹은 것을 찬찬히 기록해보자. 먼저 휴일부터 시작해보는 건 어떨까.

무언가 먹고 싶어서 견딜 수 없을 때 스스로가 하는 행동과 먹는 자신의 모습을 알게 된다.

맛을 음미하며 천천히 먹자

 음식을 빨리 먹는다든지, 한 번에 몰아서 먹는다든지(혹은 허겁지겁 먹어치운다든지), 기분을 전환하려고 먹는다든지, 스트레스성 폭식을 한다든지, 대인관계를 위해 식사한다든지, 충동적으로 먹는다든지, 무언가 다른 일을 하면서 먹는다든지 하는 식습관은 모두 바람직하지 않다.

 하지만 스스로가 이런 행동을 하고 있다고는 깨닫지 못한다. 안타깝게도 그래서 살이 찐다.

 저 중에도 빨리 먹는 습관은 비교적 알아차리기 쉽다. 다른 사람과 함께 식사를 해보면 자신이 얼마나 빨리 먹는지 알 수 있다.

 식사하는 데 걸리는 시간을 측정해보자. 아침식사라면 10분 정도? 어쩌면 10분도 채 걸리지 않을지 모른다. 그렇다면 점심식사는? 바빠서 10분도 안 걸린다고 말하는 사람은 바쁘지 않더라도 10분 이내에 먹어치울 것이다. 저녁식사는 어떨까? 저녁식사라면 시간을 좀 들여서 여유 있게 먹을 것이다. 그래도 1시간씩 걸리는 사람은 없을 테다.

이탈리아와 프랑스에선 식사하는 데 시간을 충분히 할애한다. 천천히 식사를 즐기면서 대화도 나눈다. 먹는 행위는 우리 인간에게 대단히 중요하다. 그만큼 시간을 들여 천천히 먹는 것이 중요하다.

의학적 측면에서도 과체중을 방지하려면 천천히 먹어야 한다. 포만중추에 이제 배가 가득 찼다는 신호가 도착하려면 20분 정도 걸린다. 그래서 빨리 먹으면 포만중추가 작동하기도 전에 이미 과식하게 된다.

한 끼 식사하는 데 걸리는 시간이 20~30분 정도면 괜찮다. 천천히 먹는 요령은 충분히 씹고, 먹는 중간중간 잠시 쉬면서 맛을 음미하는 것이다. 충분히 씹는 행동은 뒤에서 다시 설명하기로 하고, 여기선 천천히 시간을 두고 먹기와 맛을 음미하면서 먹기에 대해 살펴보자.

먼저, 먹는 중간중간 쉰다는 말은 젓가락을 내려놓는 시간을 만든다는 뜻이다. 식사하는 동안 내내 젓가락을 들고 있는 사람이 있다. 젓가락을 내려놓는 습관이 안 된 사람이 꽤 많다. 음식을 씹는 동안에도 다음 음식을 찾아서 입에 넣기 때문에 계속 젓가락을 손에 들고 있는 것이다. 다음 음식을 찾는 동안만이라도 젓가락을 내려놓는 습관을 꼭 들여보자. 젓가락 받침을 사용하는 것도 한 방법이다. 젓가락 받침이 있으면 젓가락을 내려놓게 되기 때문이다.

또 "맛을 음미하며 먹자"고 권유한 까닭은 빨리 먹으면 식재료의 풍미를 느낄 수 없기 때문이다. 앞서 '새싹' 이야기를 했는데, 새싹은 그 시기에만 맛볼 수 있는 제철음식이다. 채소, 과일, 생선은 제철이 있다. 제때만 즐길 수 있는 특별한 맛을 음미하며 먹어보자.

사계절이 있는 나라에 태어난 기쁨을 식재료를 음미하며 마음껏 누려보기 바란다.

50

밤 9시 이후에는 먹지 않는다

한 번에 몰아서 먹기. 아침을 거르고 점심은 간단하게 때우고 저녁에 하루치 식사를 몰아서 하는 식습관은 비만을 불러올 수밖에 없다. 아침은 든든하게, 점심은 조금 많이, 저녁은 가볍게 먹는 것이 이상적인 식사법이다. 점심때는 몸도 뇌도 일을 하는 동안이라 에너지가 필요하므로 아침부터 든든하게 먹고, 점심으로는 정식을 선택하는 것이 좋다. 저녁을 가볍게 먹으면 잠을 자는 사이 체중이 준다. 배가 고파서 잠이 깨는 습관이 들면 가장 좋다.

밤늦게 먹으면 소화 흡수할 시간이 적어서 비만이 된다. 그래서 늦어도 저녁 8시까지는 식사를 끝내야 한다. 야근 때문에 식사 시간이 늦어질 때는 저녁 5시쯤 가볍게 식사하고, 집으로 돌아가서도 되도록 간단히 먹는다. 회식이 잇따르거나 저녁식사 후에 케이크를 찾으면 체중이 불어날 수밖에 없다. 9시 이후로는 먹지 않겠다고 마음을 먹어야 한다.

무언가 다른 일을 하면서 먹는다는 말은 업무를 처리하거나 TV를 보면서 먹는 것만을 뜻하지 않는다. 이를테면 노래방에서 다른 사람이 노래 부르는 모습을 본다든지, 게임을 한다든지, 전화 통화를 한다든지, 신문을 읽는다든지 하면서, 그러니까 어떤 행동인가를 하는 사이 찔끔찔끔 먹는 행동도 포함한다. 말하자면 스스로가 먹고 있는지도 모르고 먹는 경우다.

스스로 의식해서 먹는 것이 중요하다.

자신의 식습관을 한번 돌아보자.

51

라면을 먹을 때 반드시 곁들여야 할 것

일본에서 맥주 안주의 단골 메뉴를 꼽으라면 풋콩과 치즈를 들 수 있다. 풋콩과 치즈는 맥주와 잘 어울리는 음식이다. 하지만 이 조합에는 뜻밖의 함정이 있다. 게다가 술을 한 잔 마시고 나면 분식집에 들러 라면과 밥을 먹고 싶어진다. 하지만 라면과 밥은 좋지 않은 조합이다. 이런 음식 조합의 맹점에 대해 알아보자.

풋콩에는 칼슘, 마그네슘, 아연 같은 미네랄 성분과 강력하게 결합하는 피틴산 phytin acid 이라는 성분이 들었다. 그런데 치즈에는 일본인에게 부족하기 쉬운 칼슘이 풍부하다. 그래서 풋콩과 치즈를 함께 먹으면 풋콩의 피틴산이 치즈의 칼슘과 결합해서 칼슘의 소화 흡수를 방해한다. 피틴산은 풋콩뿐 아니라 참깨, 현미, 발아현미에도 들었으므로, 이런 식품을 칼슘이 풍부한 유제품과 함께 먹지 않도록 주의해야 한다.

맥주는 알코올 농도가 약 5퍼센트여서 중간 크기 맥주잔 1잔(500밀리리터)에는 약 25그램의 알코올이 들었다. 이 정도 알코올이라면 도리어 심장병을 억제하지만, 과음하면 숙취가 생긴다. 이튿날까지 알코올에 끌려다니지 않으려거든 안주로 김치를 먹으면 도움이 된다.

김치에 든 니아신이 숙취의 원인이 되는 아세트알데히드를 분해하기 때문에, 김치가 숙취를 해소하는 데 큰 효과를 발휘한다.

니아신은 니코틴산과 니코틴아미드NAA의 총칭으로, 비타민 B3라고도 한다. 세포 속 NAA는 시르투인Sirtuin이라는 장수 유전자를 활성화하는 작용을 한다. 그래서 니아신은 안티에이징에 중요한 역할을 한다. 또한 지방대사를 촉진하는 작용도 하므로 기름진 안주와 이상적인 음식 조합을 이룬다.

그런가 하면 술을 마시고 나서 분식집에 들르는 사람이 아마도 많을 것이다. 분식집에선 무료로 밥을 제공하는 곳도 많기 때문에 학생이나 한창 일할 나이대 직장인들은 무심코 라면과 함께 밥을 주문하게 되는데, 여기에도 큰 함정이 있다.

탄수화물인 라면과 밥만으로 배불리 먹으면 탄수화물을 에너지로 전환할 때 필요한 비타민 B1이 상대적으로 부족해지기 때문이다.

탄수화물을 과다 섭취하면 혈당치가 치솟고, 그에 따라 인슐린이 과다 분비되면서 지방세포에 당질이 쌓인다. 이렇게 지방세포에 흡수된 당질은 비타민 B1 부족으로 분해되지 못하고 축적된다. 그래서 라면과 밥을 같이 먹으면 대사증후군을 부추기게 된다.

게다가 라면 수프에는 염분이 많아서, 국물을 남김없이 마시면 그것만으로 하루 염분 섭취량의 절반을 채우게 된다. 고혈압 등 생활습관병을 만나지 않으려면 국물은 남기는 것이 좋다.

라면을 주문할 때는 염분 배출을 촉진하기 위해 칼슘이 풍부한 채소도 함께 챙기는 것이 바람직하다. 특히 자차이(중국의 절임 음식), 시금치, 마늘 등은 칼슘이 풍부해서 라면에 곁들이면 염분 섭취를 줄이는 데 도움이 된다. 생활습관병을 예방하기 위해 음식 조합의 새로운 상식을 활용해보자.

52

여성에게 중요한 칼슘 섭취

 여성이 왜 남성보다 오래 사는 걸까? 100세를 넘긴 인구의 통계를 확인해도 여성이 86퍼센트를 차지한다. 하지만 건강수명이라는 관점에서 보면 여성이 오래 살긴 하지만 반드시 건강한 건 아니라는 점을 알 수 있다.

 건강수명이란 무장애 평균여명 disease-free life expectancy이라고도 하는데, "건강상 문제가 일상생활에 미치는 영향이 있습니까?"라는 질문에 "없다"고 대답한 사람을 '무장애자'로 판단하고, 평균여명을 이용하여 무장애자로 지낸 기간을 계산한 개념이다.

 일본 내각부의 2010년 자료(132쪽 도표 참조)를 보면 65세인 사람이 이후에 무장애(건강한 상태)로 살 수 있는 기간(건강수명-현재 나이)은 남성이 5.42년, 여성이 8.62년이다.

이것을 평균여명(평균수명-현재 나이)으로 계산해보면, 65세인 남성은 이후 14.55년간 살 수 있으므로 여기에서 무장애 기간을 빼면 9.13년간 건강하지 않은 상태로 살게 된다. 65세인 여성은 이후 21.30년간 살 수 있으므로, 마찬가지로 계산하면 건강하지 않은 상태로 살아가는 기간이 12.68년이다.

달리 말하면 여성이 더 오래 살긴 하지만 건강하게 지내는 기간이 더 짧아서, 65세를 기점으로 12.68년간은 건강상 문제로 일상생활을 하는 데 어려움을 겪는다. 남성은 그런 기간이 9.13년으로 여성보다 짧다.

이렇게 오래 살더라도 건강하지 않은 신체 조건을 예방하는 데 중요한 역할을 하는 영양소가 여성에겐 칼슘이다.

여성은 갱년기에 접어들면 여성호르몬이 빠르게 감소한다. 여성호르몬은 뼈를 만드는 조골세포와 뼈를 파괴하는 파골세포의 활동에 관여하기 때문에 갱년기를 지난 여성은 골다공증이 생기기 쉽다. 골다공증은 뼈가 푸석푸석해지고 약해지는 증상이어서, 아주 사소한 충격에도 골절될 가능성이 높다. 그러면 움직이지 못하고 장기간 자리보전할 수도 있기에 건강수명을 해치는 큰 원인이 된다. 골다공증은 뼈 속 칼슘이 부족해서 진행되는 질환이므로, 칼슘을 보충해두어야 한다.

칼슘은 우유 등 유제품, 두부 등 콩류 식품, 통째로 먹을 수 있는

건강수명과 평균수명의 추이

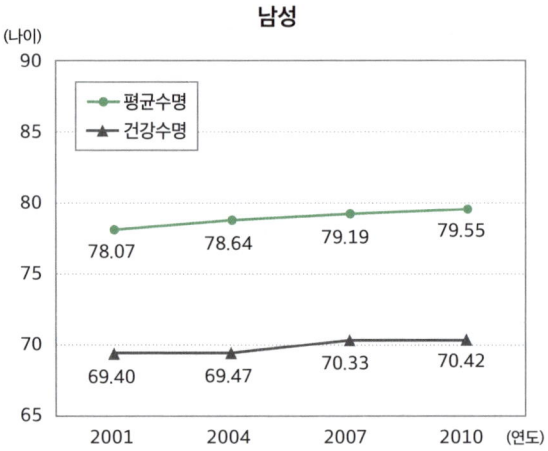

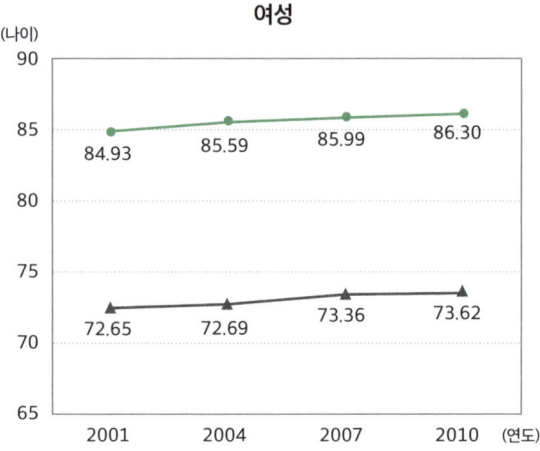

출처:『고령사회백서』(2013년판)에서 발췌

멸치 같은 작은 생선, 황록색 채소에 풍부하다. 하루 필요량은 600밀리그램인데, 칼슘이 우유 1팩에는 200밀리그램, 요구르트 200밀리리터에는 220밀리그램, 두부 3분의 2모에는 240밀리그램, 작은 정어리 1마리에는 210밀리그램 들었다. 따라서 우유와 요구르트에 작은 생선까지 챙겨서 먹을 필요가 있다.

칼슘을 섭취하도록 노력해보자!

검소한 식사가
노화를
부추긴다

나이가 들면 검소하게 먹어도 된다고 주장하는 잘못된 정보가 있는가 보다. 물론 과식하면 좋지 않지만 그건 식사량이 지나치면 안 된다는 뜻일 뿐, 식단은 균형이 잡혀야 한다. 단백질, 당질, 지방이 모두 적절히 말이다. 검소한 식사는 몸에도 뇌에도 좋지 않다.

특별한 영양제나 식품을 따로 챙길 필요는 없다. 평소 준비하는 식단에 지금까지 소개한 식품을 조금 추가하면 된다. 거기에 식사법도 고민해보고, 음식을 먹는 순서도 지켜주길 바란다.

생각해보면 제 땅에서 나고 발전한 요리만큼 균형이 잘 잡힌 식단은 없다. 그곳에서 태어난 행운을 음식으로 음미해보길 바란다.

새삼 제 땅의 음식을 다시 바라보게 될 것이다.

레슨 2

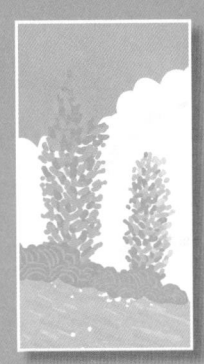

100세까지
건강한 뇌로 사는 생활습관

장수 유전자는
누구에게나
있다

    100세를 넘겨서도 장수하며 활기찬 인생을 즐기는 사람들을 가리켜 존경을 담아 '백세인'이라고 한다. 건강한 백세인에겐 여느 사람과 다른 특별한 유전자가 있는 걸까?

    지금까지 발견된 장수 유전자는 30종이 넘는다. 그중 효모를 사용한 실험에서 발견된 장수 유전자가 'Sir2'(시르투인, Sirtuin) 유전자다. MIT의 레너드 가렌테 교수가 발견했다. 내가 미국 보스턴에 있는 대학 연구실을 방문하기도 했고, 레너드 교수가 일본에서 열린 학회에 참가하러 오기도 하면서 나와는 친분이 있는 분이다.

    그가 이 Sir2 장수 유전자를 발견하게 된 과정 이야기를 자세히 들려주며, 백세인을 목표로 삼아 건강하게 장수하기 위한 방법도 몇 가지 알려주었다. 그중 하나가 앞서도 언급한 칼로리 제한이다.

Sir2 유전자는 효모균에서 발견됐는데, 먹이가 풍부하고 따뜻하고 아늑한 환경에서 자란 효모균에선 활성화되지 않았지만, 먹이가 부족하고 외부 기온이 낮은 환경(실험에선 냉장고 안에 2~3개월 방치했다)에서 자란 효모균에선 활성화됐다. Sir2의 Sir는 'silent information regulator'의 줄임말로, 풀이하면 '침묵의 정보 조절자'라는 뜻이다. 침묵 상태를 가리키는 silent, 여기에 중요한 의미가 담겨 있다. 효모균이 '왕성하게 활동하지 않는' 침묵 상태가 곧 장수 유전자의 발현에 필요했기 때문이다.

효모균에게 먹이가 부족한 상태를 우리 인간에게 적용하면 '칼로리를 제한하는' 상태가 된다. 과식해서 뚱뚱하게 살이 찐 사람은 이 유전자가 활발하게 작동하지 않는다. 그래서 일단 과식하지 않고 적정한 체중을 유지하는 것이 핵심이다.

또한 중요한 점은 사람이라면 누구나 이 Sir2 유전자가 있다는 사실이다. 장수하는 이에게만 특별히 있는 유전자가 아니라 사람이 본래 가지고 있는 유전자 중 하나다.

유전자는 옷장에 가지런히 걸어놓은 양복 같은 것이라고 생각하면 된다. 늘 입는 평상복도 있고 결혼식이나 장례식에 참석할 때만 입는 예복도 있다.

칼로리를 제한해서 세련되고 멋진 양복을 입을 수 있게 되면 Sir2 유전자는 왕성하게 활동하기 시작한다. 누구에게나 있다는 사실을 알았는데, 그것을 활용하지 않을 이유가 없다.

옷장을 한번 확인해보고 날씬할 때 입던 양복을 다시 꺼내 입을 수 있도록 노력해보자. 그러면 여러분도 백세인 대열에 함께할 수 있다.

건강과 장수의
첫걸음은
계단 오르내리기

 유전자가 옷장 속 가지런한 양복 같은 것이긴 하지만, 그렇다고 장수 유전자를 자주 입지 않는 예복처럼 취급해선 안 된다. 매일 꺼내는 평상복이 되도록 신경 써야 한다.
 통통하게 살이 찐 사람은 살을 빼서 멋있는 모습을 되찾고 싶을 텐데, 어렵게 생각하지 말고 일단 현재 체중의 5퍼센트 감량을 목표로 삼자. 60킬로그램이라면 3킬로그램, 70킬로그램이라면 3.5킬로그램을 줄이면 된다. 체중은 3개월 정도 시간을 두고 서서히 줄이는 것이 바람직하다. 마른 사람은 지금 상태를 유지해야 한다.
 살이 찐 사람은 식사량을 10퍼센트 줄이는 일부터 시작해서 적극적으로 몸을 움직이겠다고 마음먹기만 해도 충분하다. 그렇다고 굳이 헬스장에 다니지 않아도 된다. 평소 에스컬레이터나 엘리베이터를 이용하지 않고 계단을 오르내린다거나, 되도록 지하철이나 버스를 이용한다거나(승용차나 택시를 타지 않고), 가까운 거리는 걷는 식으로 일상생활을 조금만 바꾸면 체중을 감량할 수 있다. 마른 사람도 마찬가지다. 편리한 생활에 익숙해져서 아무것도 하지 않으면 비만은 반드시 당신 발밑으로 슬며시 다가온다.

현대사회에 살다 보면 생활이 편리해서 몸을 움직이는 일이 줄어들기 마련이다. 도시에선 교통이 다양하게 발달했고, 지하철역마다 에스컬레이터나 엘리베이터가 완비되어 있다. 저절로 움직이는 보행로까지 있을 정도다. 통신 수단도 매우 발전해서 핸드폰은 국민 한 사람(아기와 유아를 제외하고)당 한 대일 만큼 보편화됐다. 언제 어디서든 전화를 걸 수 있다. 그만큼 사람을 만나려고 외출하는 일이 줄어들었다. 조리와 세탁 같은 집안일 또한 불과 얼마 전과 비교해도 엄청 편리해졌다. 방을 청소해주는 로봇 청소기까지 등장했다. 게다가 TV, 에어컨처럼 집안에서 쓰는 전기제품도 대부분 리모컨으로 작동할 수 있게 됐다.

걷지 않아도 되고 움직이지 않아도 되는 환경에 퍽 가까워지고 있다. 이런 환경에선 의식적으로 몸을 움직이려고 하지 않으면 분명 비만에 시달리게 될 것이다. 부디 몸을 움직여보자. 비만이 되지 않도록 노력해보자.

한 입에 30번, 씹기의 힘

몸과 마찬가지로 움직이는 습관을 들여야 하는 곳이 턱이다. 턱을 움직인다는 말은 잘 씹는다는 뜻이다. "잘 씹어라, 거북아"라고 개사한 노래도 있다.(일본어로 '거북カメ'과 '씹어라噛め'는 발음이 '가메'로 같아서, 잘 씹어야 거북이처럼 오래 산다는 뜻으로 보인다 - 옮긴이) 학은 천 년, 거북은 만 년이라고 할 정도로 잘 알려진 장수 동물에 빗댈 만큼 '씹는' 행위는 무척 중요하다.

백세인 중 미우라 게이조도 잘 씹는 사람이었다. 치아가 모두 의치였지만 한 입 먹을 때마다 60회 씹는 습관을 들여서, 압력솥으로 푹 삶은 닭고기를 뼈까지 씹어 먹었다고 한다. 치과의에게 자주 진료를 받으며 모든 의치를 세심히 관리해서 잘 씹기에 좋은 상태로 늘 유지했다고 한다.

뒤에서 소개할 쇼치 사부로도 104세일 당시 만났는데, 건강 비결로 잘 씹기를 꼽았다. 한 입 먹을 때마다 반드시 30회씩 씹었고, 질긴 육류는 40회, 우동도 30회씩 씹어서 먹었다고 한다. 형제들도 장수를 누렸다고 하는데, 함께 모여 식사할 때면 모두 오래 씹어서 먹느라 식사 시간이 꽤 길었다고 한다.

미우라처럼 60회씩 씹는다면야 아주 좋겠지만, 적어도 30회 정도는 씹는 것이 바람직하다. 앞서 '식사법 편'에서도 천천히 먹는 습관을 들이자고 추천했는데, 그러려면 우선 잘 씹어야 한다. 한 번에 30회 씹기를 기준으로 삼길 바란다.

강연할 때도 그렇게 권장하는데, 내 조언을 듣고서 매번 30회 씹기를 실천한다는 분에게 연락이 왔다. 예전에는 무얼 먹든 10분도 채 걸리지 않았는데 30회씩 씹고부턴 식사 시간이 최소 30분은 걸렸고, 음식 맛도 확실히 알게 됐다고 한다. 무엇보다 먹는 것이 즐거워졌다고도 전해주었다.

우리 인간은 생명을 유지하기 위해서만 먹는 것이 아니다. 먹는 행위, 곧 식사는 일종의 문화다. 단지 배를 채우기 위해서만 먹는다면 문화에 대한 모독이라 할 수 있다. 세계 곳곳에는 한국 요리, 프랑스 요리, 중화요리 등 다양한 요리가 있다. 그래서 그곳 음식을 즐기는 행위는 그네들 문화를 만나는 길이기도 하다.

가정에서 만드는 음식도 마찬가지다. 어머니 손맛이 나는 음식을 그 시절 추억을 떠올리며 만들어보는 것도 좋을 듯싶다. 만들어주는 어머니가 계시다면 더 좋겠지만 말이다.

 이렇게 차린 음식을 한 입 한 입 천천히 아끼듯 먹어보자. 음식 본연의 맛을 느낄 수 있을 뿐 아니라 기분까지 편안해져 식사가 즐거워질 것이다.

자기 치아가 있는 사람은 치매에 걸리지 않는다

　미우라 게이조의 치아는 안타깝게도 모두 의치였는데, 본인 치아의 중요성을 다룬 연구가 '아시아와 오세아니아 국제노년학협회'에서 발표됐다. 도호쿠대학교 대학원 치학연구과 와타나베 마코토渡邊 誠 교수 팀이 미야기宮城 현 센다이仙台 시내에 거주하는 70세 이상 고령자를 대상으로 조사한 결과, 본인 치아 개수와 치매 사이의 연관성이 있다는 사실이 확인됐다.

　건강검진을 받은 1167명을 대상으로 치매 정도를 측정하는 테스트를 실시해서 완전히 정상인 그룹, 경도 치매가 의심되는 그룹, 치매가 의심되는 그룹으로 나누었다. 그리고 이들에게 남아 있는 치아의 개수를 비교했다.

그랬더니 본인 치아의 개수가 정상인 그룹은 평균 14.9개, 경도 치매가 의심되는 그룹은 13.2개, 치매가 의심되는 그룹은 9.4개였다. 건강한 사람일수록 본인 치아의 개수가 많다는 점이 확인된 것이다. 본인 치아의 개수가 정상인 그룹이 치매가 의심되는 그룹보다 평균 5개나 더 많았는데, 우리 입속 치아가 사랑니를 제외하고 28개인 점을 고려하면 이는 상당한 차이다.

또 와타나베 교수 팀은 모든 남아 있는 치아 및 교합(맞물림)이 가능한 치아와 관련 있는 뇌의 용적을 MRI로 촬영하며 관찰했다. 그랬더니 남아 있는 치아의 개수가 적거나 교합이 가능한 치아의 개수가 적은 사람일수록 기억을 관장하는 뇌의 해마 부근과, 사고와 판단 같은 중요 기능을 담당하는 전두엽의 용적이 감소했다.

말하자면 본인 치아의 개수가 적거나 제대로 씹을 수 없는 사람일수록 치매 발병 위험이 높다는 뜻이다.

잇몸병 등으로 치아를 잃어도 의치를 만들면 된다고 생각하겠지만, 본인 치아가 얼마나 중요한지를 이 연구 결과로 여실히 알 수 있다. 물론 치아를 잃으면 방치하지 말고 자신에게 잘 맞는 의치를 만들어야 한다.

본인 치아가 있으면 그것으로 음식을 잘게 부수고 타액을 섞어 소화관으로 보내는데, 치아의 이런 씹는 기능이 잇몸을 자극하고, 뇌의 활성화를 돕는다. 와타나베 교수는 치아가 사라지고 치아 주변의 신경을 잃게 되면 자극이 뇌로 전달되지 않아 뇌에 나쁜 영향을 준다고 설명한다.

치아로 씹는 행위는 손발을 움직이는 것보다 치밀하고 복잡하다. 입속에선 아주 작은 것조차 감지하고 제거할 수도 있다. 씹으려면 좌우 턱 근육이 수축과 이완을 반복해야 한다. 치아와 뇌는 강력한 신경망으로 연결되어 있기 때문에, 씹는 동작이 뇌의 혈류량을 늘리고 신진대사를 원활하게 하여 뇌 기능을 향상시킨다.

방문 치과 의료를 실천하는 한 저명한 치과의가 뇌경색을 일으켰는데, 목숨은 건졌지만 몸 한쪽에 마비가 남았다. 말도 분명치 않은 상태였지만, 잘 씹으면 뇌의 혈류가 개선될 거라며 음식을 먹을 때나 먹지 않을 때나 계속 딱딱거리며 치아를 부딪쳤다. 그러자 한쪽에 남았던 마비도 풀리고 말도 자연스러워졌다. 본인 치아가 남아 있었기에 다행히 씹는 동작으로 재활이 가능했던 것이다.

이제부터라도 꼭꼭 잘 씹어서 먹어보자.

침에 담긴
놀라운 치유력

 맛있는 것을 보면 입속에 침이 고인다. 침, 즉 타액은 귀밑샘, 혀밑샘, 턱밑샘에 있는 큰침샘과 혀, 입술, 입천장 등 구강 점액에 있는 작은침샘에서 분비된다. 성인이 하루에 분비하는 침의 양은 0.5~1.5리터로 꽤 많다.

 침은 소화를 도와주는 소화액이기도 하지만, 치아의 표면을 청소하고, 치아가 산성이 되지 않도록 산도를 조절하여 충치를 예방하며 항균 작용도 한다.

 침이 나오지 않은 경험은 누구나 있을 테다. 긴장할 때 입이 마르는 건 침이 분비되지 않아서다. 초조하거나 가슴이 두근거리면 침이 잘 분비되지 않는다. 나이가 들어도 분비량이 감소한다. 생활습관병으로 다양한 약을 복용하면 그 부작용으로 분비량이 줄기도 한다. 혈압강하제, 항히스타민제, 기관지 확장제, 삼환계 항우울제Tricyclic antidepressants, TCA 등을 복용하면 그렇다.

침에 든 파로틴parotin이라는 호르몬이 노화를 방지해준다고 하여 주목을 받기도 했다. 지금은 호르몬으로서 파로틴이 하는 역할은 부정적이지만, 침에는 성장호르몬도 들었다. 이 성장호르몬이 노화 방지에 중요한 역할을 한다는 건 다양한 연구로 밝혀진 사실이므로, 되도록 침을 많이 분비하는 것이 좋다.

그러려면 무엇보다도 잘 씹어야 한다. 씹으면 씹을수록 더 많은 침이 분비된다. 더 많은 침을 분비할 수 있도록 노력해보자.

신문을 읽고 세상에 관심을 가진다

　101세에 사망한 미국인 메리 수녀는 열한 형제 중 장녀로, 1892년 미국 펜실베이니아주에서 태어났다. 일찍이 부모를 잃고 중학교를 졸업한 후에 수도원으로 들어갔다. 그곳에서 통신교육을 받으며 고등학교 졸업 자격을 취득했고, 19세에 시골 학교에서 수학 교사로 근무하기 시작했다. 통신교육을 받는 동안 거의 전 과목에서 성적이 뛰어났다고 한다.

　84세에 교직에서 물러났지만, 수도원에서 지적 활동을 이어갔다. 자원봉사자로 지역 활동에도 참여하고, 매일 신문을 꼼꼼하게 읽으며 세상사에도 큰 관심을 보였다. "내가 은퇴하는 건 밤에 잠들었을 때뿐이다." 늘 입버릇처럼 이렇게 말했다고 한다.

메리 수녀가 머물던 노트르담 수도원으로 미국 켄터키대학교 의대 예방의학 연구진이 노화와 치매 연구를 위해 방문했다. 수도원처럼 동일한 환경에서 생활하는 사람들을 관찰하며 어떤 사람이 치매에 잘 걸리는지 추적하기 위해서다. 75세에서 107세 사이의 수녀 678명이 대상이었다. 수녀들은 연구 목적을 충분히 이해하고, 전원이 참여했다고 한다.

이때 101세에 사망한 메리 수녀의 뇌도 해부했는데, 뇌의 무게는 870그램 정도였다. 보통 1200그램이므로, 메리 수녀의 뇌에 위축이 있었던 것이 분명했다. 뇌의 신경세포가 눈에 띄게 탈락한 상태였고, 알츠하이머병의 특징인 노인반도 나타났으며, 신경섬유엉킴 Neurofibrillary tangles(신경세포에 가는 섬유가 뒤얽힌 상태)도 다수 발견됐다. 알츠하이머병이 분명하다.

하지만 메리 수녀는 치매를 판정하는 테스트에서 온전히 정상이었고, 생활도 잘해냈으며, 지능검사에서도 고득점을 얻었다. 다시 말해 치매 증상은 나타나지 않았다.

연구자들은 메리 수녀의 뇌를 해부해보니 뇌에서 알츠하이머병 증상이 나타났는데, 알츠하이머병이 발현되지 않은 이유는 메리 수녀의 생활방식이나 생활습관 때문일 것으로 추측했다.

우선 메리 수녀는 모든 일에 매우 적극적이었다. 연구자가 수도원을 방문해서 연구 목적을 설명하고 참가를 요청했을 때 가장 먼저 손을 든 사람이 메리 수녀였다. 그리고는 다른 수녀들에게도 연구의 중요성을 언급하며 참가하자고 재촉했다고 한다.

또한 늘 머리를 썼다. 신문을 꼼꼼하게 읽고, 세상일에 흥미를 느끼며, 봉사에도 참여했다고 한다. 이런 삶의 태도가 해부학적으로는 뇌에 알츠하이머병 증상이 나타났을지언정 메리 수녀가 정상적인 생활을 이어갈 수 있었던 이유일 거라고 분석됐다.

죽을 때까지 머리를 쓰면서 살아가는 자세가 중요하다.

뭐든지 도전하는 정신

　미우라 게이조가 일본 항노화학회 회보와 인터뷰한 적이 있다.

　식단과 일상생활 모습을 소개하는 자리였는데, 인터뷰 진행자가 은행잎이 뇌의 혈류를 원활하게 해준다고 얘기하자 미우라가 제법 흥미를 보였다고 한다. 그러더니 직접 찾아보고는 봄에 나오는 은행잎을 따서 잘 건조시킨 다음 차로 만들어 마셨다고 한다.

　좋다고 생각되면 곧바로 해본다는 건 상당히 적극적이라는 증거다. 뇌를 활성화시키려면 매사에 적극적인 태도가 필요하다. 게다가 즉시 시작할 수 있다는 건 뇌가 젊다는 뜻이다.

　TV에서 자주 소개하는 건강법을 시청하고 직접 따라 해보아야겠다는 생각이 드는 건 바람직한 일이다. 오래 이어가지 못하더라도, 시도해보기만 해도 된다. 직접 해보려고 몸을 움직인다는 데 의미가 있다.

흔히 엉덩이가 무거워 꼼짝하기 싫다고들 하는데, 장수하는 사람들은 엉덩이가 가벼워 보인다. 실제로도 몸을 가볍게 움직인다.

그뿐이 아니다. 쇼치 사부로 100세를 넘긴 후부터 세계를 누비고 다니기 시작했다고 한다. 100세가 지났는데도 세계 일주 여행에 나선다는 건 몸을 가볍게 움직인다는 뜻이다. 엉덩이가 가볍다고 하면 듣기 거북할 법도 한데, 뭐든지 해보려고 움직이는 건 바람직하다.

의욕이 곧 뇌 건강이다

오늘날 고령자 4명 중 1명은 치매 또는 치매 전단계다. 뇌가 젊다고 하면 단지 '치매에 걸리지 않은 상태'라고 생각하는 사람이 많다. 하지만 노화가 진행되면서 뇌가 위축되면 흥미와 감정을 잃고, 활동력과 관심이 줄어들고, 집에 있기를 좋아하는 대신 외부 활동을 꺼리는 정신적 경향이 나타난다는 사실이 최근 연구에서 밝혀졌다.

이런 증상을 가리켜 '무관심apathy'이라고 한다. 지금까지는 흥미나 관심을 잃게 되는 등의 상태를 '마음의 문제'로 파악해왔다. 그런데 네덜란드 위트레흐트대학교 의료센터와 미국 국립노화연구소, 아이슬란드대학교가 함께 2014년 《미국 신경학회지》에 발표한 국제 공동 연구에 따르면 치매가 오지 않은 고령자의 무관심 징후와 뇌의 위축 사이에 관련성이 있는 것으로 나타났다. 즉, 무관심 징후가 나타나면 '우울 증상이 있는지 여부와 관계없이 뇌의 회백질과 백질의 용적이 감소한다'는 사실이 확인됐다.

해당 연구에선 치매에 걸리지 않은 4354명(평균 76세)의 뇌를 MRI로 촬영한 다음, 설문지로 그들에게 무관심 징후가 있는지 여부를 조사했다. 그 결과, 무관심 징후가 2개 이상인 사람은 2개 미만인 사람에 비해 뇌의 회백질 용적이 1.4퍼센트, 백질 용적은 1.6퍼센트 위축되어 있다는 사실이 밝혀졌다.

또한 무관심 징후가 있는 사람은 그렇지 않은 사람에 비해 전두엽을 포함한 뇌의 여러 부위에 동맥경화 병변이 8퍼센트나 많이 나타났다. 50세를 지나서 MRI를 찍으면 백질에 듬성듬성 점이 보이기도 하는데 그것이 동맥경화 병변이며, 여기서 이른바 '무증상 뇌경색'으로 이어진다.

뇌를 젊게 유지하면 일상생활에서 '의욕'을 만들어내는 원동력이 된다.

스스로 결정하는 습관 기르기

나이가 들면 자신도 모르는 새 행동 범위가 좁아진다.

2014년 핀란드 위배스퀼래대학교 노년학과 연구센터 연구진이 행동 범위를 결정짓는 것은 '신체 기능'과 '자율성'이라고《미국 노인의학회지》에 발표했다. 고령자의 '행동 범위' 하면 방 한 칸 혹은 마당까지 혹은 가장 가까운 역까지 혹은 길거리까지 혹은 길거리 밖까지, 이런 식으로 사람마다 다르지만 지금껏 그 행동 범위를 가늠할 때 고령자의 신체적 기능에만 주목했을 뿐, 정신적 측면은 돌아보지 않았다.

자율성이란 '이를테면 외출할 때 어디에, 언제, 어떻게 갈 것인지를 충분히 스스로 결정할 수 있는' 특성을 가리킨다. 행동 범위를 넓히려면 이 자율성이 상당히 중요한데, "신체적인 수행 능력은 '자율성'을 통해 간접적으로도 행동 범위에 영향을 미친다"고 핀란드 연구진은 말한다. 그러면서 "그 연관성은 남성보다 여성, 그리고 나이가 들수록 강해진다"고 결론 내린다.

내가 의사로서 진료를 보다 보면 요실금 때문에 외출하지 못한다고 호소하는 여성들을 자주 만난다. 골반바닥근pelvic floor muscles이 약해져서 요실금으로 고민하는 여성이 많다. 요실금 자체가 외출을 가로막는 원인은 아니지만, 정신적 스트레스와 불안으로 외출을 꺼리게 되어 행동 범위가 좁아진다. 이렇게 외출할 수 없게 되는 상황이 노화의 징후 중 하나다.

요실금처럼 자율성에 영향을 미치는 '신체적 제한 인자'는 최대한 제거해야 한다. 요실금은 흔히 50~60대에 나타나는데, 초기 단계에 잘 훈련해두면 '요양원에 들어갈' 걱정은 하지 않아도 된다.

간병 예방 트레이닝을 지도할 때 즐겁게 요실금을 예방할 수 있는 운동으로 일본무용을 권장한다. 골반바닥근을 훈련하는 데 효과적인 '허리 숙이기' 자세가 있기 때문이다.

이틀 전 일기 쓰기의 효과

　기억에는 단기 기억과 장기 기억이 있다. 감각 기억 또한 있는데, 이는 영상이나 소리 등을 1~2초간 기억하는 단계다.
　단기 기억은 감각 기억보다 조금 더 길게 약 20초에서 수일간 유지되는 기억이다. 단기 기억을 장기 기억으로 바꾸려면 장기 기억의 창고인 대뇌피질로 단기 기억을 전송해야 한다. 이때 필요한 것이 유지 리허설maintenance rehearsal과 정교화 리허설elaborative rehearsal이다.
　유지 리허설이란 정보를 단순 반복해서 기억하는 것을 말한다. 영어 단어를 외우려고 몇 번이고 소리를 내어 그 단어를 반복한 경험이 있을 텐데, 그것이 유지 리허설이다. 정교화 리허설은 숫자를 언어유희로 외우거나, 연상되는 것을 관련지어 기억하는 작업이다. 이를테면 숫자 '3515'를 외울 때 '3×5=15'로 연상해서 기억하는 방법이 정교화다. 그 밖에도 카테고리로 분류하거나 동작으로 기억하는 등 다양한 방법이 있다. 그래서 단기 기억은 시간이 지나면 잊히지만, 장기 기억은 잊히지 않고 남는다.

장기 기억이 그렇게 되려면 적어도 한 번은 장기 기억에 접근해야 한다. 그 방법이 바로 이틀 전에 생긴 일을 생각해내는 것이다. 전날 일이라면 생생히 기억할 테지만, 이틀 전 일을 갑자기 떠올리기란 생각처럼 쉽지 않다.

이틀 전 일을 곰곰이 되살리며 일기를 써보는 것도 장기 기억을 위해 좋은 방법이다. 이런 일기가 바로 비망록이 된다. 이틀 전에 무얼 먹었는지 생각해내서 적어보는 건 어떨까. 그러면 일기를 쓰는 것보다 수월하다.

장기 기억에 접근하는 습관을 들이면 치매 여부를 스스로 알아차릴 수 있고, 뇌를 쓰기 때문에 치매 예방에도 도움이 된다. 꼭 시도해보기 바란다.

책을
소리 내어
읽는 힘

책을 소리 내어 읽는 것을 음독(혹은 낭독)이라고 한다. 음독을 할 때 뇌는 어떤 상태일까?

글자를 하나하나 음성으로 낼 때는 그 글자와 관련한 음운지식(어떻게 발음하는지), 의미지식(어떤 의미가 있는지), 문법지식(문법상 지식)을 총동원해서 확인해야 한다. 뜻을 모르는 단어도 있을 터이므로, 사전을 찾거나 다른 사람에게 물어보기도 해야 한다.

그리고 마침내 소리를 내어 읽는다. 여기에는 발음이라는 운동 기능도 관여한다.

이 모든 활동을 뇌 영역에서 살펴보면 두정엽 연합영역 parietal association area, 측두엽 연합영역 temporal association area, 대뇌 좌반

구의 두정엽 연합영역, 전두엽 전 영역prefrontal area의 아래이마이랑inferior frontal gyrus(하전두회) 등 다양한 영역이 작동한다.

실제로 치매 환자에게 소리 내어 글자를 읽게 했더니 인지 기능 저하를 막을 수 있었다는 보고도 있다. 이 보고에선 소리 내어 읽기와 함께 간단한 암산(덧셈, 뺄셈, 곱셈)을 요청하고 그 결과를 뇌 기능으로 분석했는데, 뇌가 활성화된 것이 확인됐다.

노화를 방지하는 방법 중에 신문을 소리 내어 읽기가 있는데, 그러면 뇌의 다양한 영역을 사용하게 되므로 눈으로만 읽는 때보다 더 바람직하다.

여담이지만, 만담가들은 상당한 고령이 되어도 여전히 만담이 가능한 사람이 많은 듯싶다. 소리를 내어 말을 한 덕분일 것이다.

인사를 건넬 수 있으면 치매가 아니다

　인사를 건넬 수 있는 사람과 그렇지 않은 사람이 있다. 다른 사람과 인사를 나눌 수 있다는 건 의사소통이 가능하다는 뜻이다.
　언젠가 고령자 시설을 운영하는 이에게 들었는데, 스스로 먼저 인사를 건넬 수 있는 사람은 치매가 아니라고 한다.
　가족 사이에선 인사를 나누는 일이 자연스럽지만, 모르는 사람이라면 약간 용기가 필요할 수도 있다. 인사를 했는데 무시하며 아무런 반응도 하지 않거나 모르는 체하면 어떡하지, 이런 온갖 생각이 들면 인사를 건넬 수가 없다.
　모르는 사람과 주고받는 의사소통은 알츠하이머병과 인지 기능 저하를 예방할 뿐 아니라, 꽤 효과적인 예방 수단이기도 하다. 실제로 다양한 연구에서 많은 효과를 입증하고 있다.

 인사를 건네지 못하는 사람은 자신을 드러내서 개방하지 못하는 유형이라고 할 수 있다. 자신을 개방하지 않으면 상대도 개방하지 않는다. 서로 의사소통을 하려면 먼저 자신이 바뀌어야 한다.

 인사일랑 하지 않아도 된다며 포기하지 말고, 지금부터라도 늦지 않았으니 적극적으로 자신을 개방하고 다른 사람들과 인연을 맺으려고 노력해보자.

뭔가 찾고 있다면 아직 괜찮다

어, 어디 갔지, 하면서 물건을 찾아 집 안을 이리저리 헤매고 다닌 경험이 있을 테다. "안경, 내 안경이 어디 갔지?"라며 야단법석을 떨었는데 알고 보니 머리 위에 걸치고 있었던 어처구니없는 경험을 한 사람도 있을 것이다.

찾아다니는 동안에는 그래도 괜찮다. 치매가 진행되면 찾아야 할 대상이 있어도 찾지 못하게 된다. 곰곰 생각해보면 찾는다는 건 복잡한 행동이다. 물건을 둔 장소는 물론이고, 언제, 무엇을 하다 어떤 상태로 두었는지와 같은 상황을 이리저리 생각해내야 한다.

시간을 추적해야 할 수도 있어 상황을 떠올리기가 더욱이 힘든다. 분명 무의식중에 한 행동이기에 하나하나 기억해내지 않으면 그 물건을 찾아낼 수 없다. 그래서 뇌 기능이 고도로 작동한다.

치매가 진행되면 어디에 두었는지 기억하지 못할 때가 많아져서 통장이나 인감도장 같은 중요한 물건도 종종 잃어버리곤 한다. 이번에는 기필코 안전하게 보관하겠다고 다짐해보지만, 도리어 까맣게 잊고 만다. 그래도 아직은 괜찮다. 누가 훔쳐가버린 건 아닐까 하고 의심하는 순간이 오면 문제가 된다.

귀찮아서 잃어버린 물건 찾기를 포기한다든가, 예전에는 깔끔하게 집 안을 정리했는데 지금은 너저분하게 내버려둔다면 치매가 꽤 진행됐다고 볼 수 있다.

잠시 병적 치매에 대해 알아보자.

물품 5가지를 보여주거나 말로 설명해주고 나서 5분 후에 얼마나 기억할 수 있는지 확인해보면 60세부터 나이가 들수록 기억해내는 개수가 줄어든다. 80세쯤 되면 2개가량 기억하는데, 이 정도가 80세에겐 평균이다. 치매가 오면 하나도 기억하지 못한다. 순식간에 기억이 사려져버리기 때문이다.

아는 얼굴인데 이름이 생각나지 않는 일도 흔하다. 나중에 퍼뜩 떠오르면 정상이다.

치매가 오면 평소 잘 아는 사람의 얼굴도 잊어버린다. 주변 사람은 물론이고, 더 진행되면 배우자와 자녀도 못 알아본다.

이틀 전에 먹은 음식을 떠올리며 일기로 써보자고 권했는데, 또 렷이 생각나지 않더라도 괜찮다. 치매가 진행되면 먹었다는 사실

자체를 잊어버려서, 식사를 하고도 그런 일이 없다고 불평한다.

또한 약속을 까맣게 잊고 큰 실수를 저지르게 된다. 누구나 약속을 깜박 잊을 수 있지만, 약속한 사실 자체를 잊고는 그런 적이 없다고 발끈 화를 내면 문제가 심각해진다. 자신의 잘못을 알아채지 못하는 상태이기 때문이다.

치매가 오면 그동안 쓰던 일기나 가계부를 중단하게 된다. 오래도록 써오던 일기의 내용이 이전보다 단순하고 허술해지는데, 그러다 귀찮아지면 쓰기를 그만두게 된다. 가계부도 계산하기가 성가셔서 쓰지 않게 된다. 연하장도 마찬가지다. 정리된 문장으로 글을 쓰지 못하고, 연하장 봉투에 수신인을 적지 못하며, 보낼 곳도 기억하지 못하기 때문에, 매년 쓰는 연하장을 보면 그 변화를 빨리 알아차릴 수 있다.

계산하기 힘들어서 가계부를 그만 쓰게 되는 경우와 마찬가지로, 마트에 물건을 사러 가서도 거스름돈을 계산하지 못해 지갑에 잔돈이 쌓이는 것도 치매의 시작이다. 계산이 잘 안 되니까 일단 큰 지폐부터 꺼내기 때문이다.

뉴스에도 무관심해진다. 메리 수녀와는 정반대되는 삶의 태도다. TV 화면도 멍하니 바라보기만 하고, 신문도 쳐다보기만 할 뿐 글자는 읽지 않는다.

이 밖에도 종합적인 판단이 불가능하고 자꾸 옛일만 떠올리는 등의 증상이 나타나면 전문의와 상담하는 것이 좋다.

낙관적으로
느긋하게
생각하자

유전자 연구가 눈부신 발전을 거듭하여, 오늘날 발견된 장수 관련 유전자가 30종을 넘는다.

그런데 유전자까지 연구하지 않더라도 사람의 성격과 장수 사이에 연관성이 있다는 가설은 오래전부터 제기되어왔고, 의학적으로 접근해서 이를 밝혀내려는 시도도 있다.

미국 예시바대학교 등의 연구팀이 발표한 논문에 따르면 백세인은 공통적으로 '성품이 긍정적'이고 '감정을 솔직하게 표현하는 경향'이 있다. 이 연구팀은 유전학적으로 균질적인 경향이 있는 동유럽계 유대인 중에서 95세부터 107세까지의 243명을 대상으로 성격 특성을 분석했다. 그 결과, 장수자 대부분이 '낙관적이고, 느긋하며, 잘 웃는' 경향이 있다는 점이 밝혀졌다. '감정을 억누르지 않고 솔직하게 표현하는' 성향이 있다는 점도 확인됐다. 또한 여느 미국인 성인보다도 신경질적인 부분이 적고 성실했다. 한마디로 일상생활을 즐길 줄 아는 성정이 장수하는 비결인 것이다.

노화를 늦추는 복식 호흡법을 배우자

오페라 가수 나카가와 마키조는 105세에 사망했는데, 100세를 넘겨서까지 일본과 이탈리아를 오가며 많은 제자를 길러내고 오페라 지도를 했다.

일본이탈리아협회 회장을 맡아서는 이탈리아 오페라를 보급하는 데 힘을 쏟기도 했다. 제자가 대학교 명예교수부터 20대 젊은 층까지 다양했으며, 나카가와는 100세를 넘겨서도 열심히 지도를 이어갔다. 한창 열중할 때는 발성 연습으로 오페라 아리아를 2시간 가까이 내내 부르기도 했다고 한다.

나카가와가 배운 이탈리아의 독특하고 편안한 벨칸토 창법이 아무래도 장수와 깊은 연관성이 있는 것 같다. 벨칸토는 편안하게 숨을 길게 내쉬면서(복식호흡을 하면서) 소리를 내는 발성법이다. 나카가와의 폐는 산소와 탄산가스의 교환이 원활해서 노화가 최소한으로 억제됐을 것이다.

나이가 들면 폐 기능이 떨어져서 가스 교환이 제대로 작동하지 않기 때문에, 몸에 필요한 산소가 충분히 공급되지 않는다. 그래서 당연히 뇌 기능도 떨어진다.

참고로, 벨칸토의 호흡법을 자세히 소개하겠다.

① 최대한 조용히 입으로 조금씩 숨을 내쉰다.
② 배에 손을 대고 배 전체가 부풀어 오르는 것을 의식하며 코로 숨을 들이쉰다(복식호흡).
③ 이 과정을 하루 1회 5분간 반복한다.

횡격막을 올렸다 내렸다 하면서 산소를 들이쉬는 횡격막 호흡(복식호흡)을 반복하면 뇌에 충분한 산소가 공급되어 스트레스를 완화해주는 세로토닌(신경전달물질) 분비가 늘어난다.

오페라를 부르기 위해 익힌 호흡법이 나카가와에게 장수의 길을 열어준 셈이다. 호흡은 죽을 때까지 계속해야 하는 활동이다. 벨칸토까지 익힐 필요는 없지만, 횡격막을 사용하는 복식호흡법은 배워두면 좋다.

웃기만 해도
뇌가
깨어난다

예로부터 웃으면 복이 온다는 속담이 있는데, 치매에는 어떤 효과가 있을까?

이와 관련해서 오사카대학교 의대 연구과 공중위생학의 오히라 데쓰야大平哲也 교수 팀이 수행한 연구가 있다.

이들은 당시까지 40년 이상 장기간에 걸쳐 오사카부 Y시 주민 2516명을 추적 관찰했다. 2007년에 심장 등 순환기 검진을 받은 사람들 중에서 답변이 미비했던 45명은 제외했다.

성별, 연령별로 평소 웃는 빈도를 조사하고, 이 빈도와 스트레스 상태, 식단, 운동량, 수면 시간 등의 상관관계를 분석했다. 그 결과, 거의 매일 소리를 내어 웃는 남성은 약 40퍼센트, 여성은 54퍼센트로, 웃는 빈도에서 여성이 더 높게 나타났다. 또 나이가 들수록 웃는 빈도가 줄어든다는 사실이 확인됐다.

인지 기능과 관련해서는,

①주변 사람들에게 '항상 같은 질문을 한다'며 건망증이 있다는 말을 듣는다. → 예, ②스스로 전화번호를 찾아서 전화를 건다. → 아니오, ③오늘이 몇 월 며칠인지 모를 때가 있다. → 예.

이 세 가지 항목 중 하나 이상에 해당하면 인지 기능 저하 증상이 있는 것이라고 한다.

65세를 넘긴 대상자 중 인지 기능 저하 증상이 있는 사람은 25.7퍼센트였다. 그리고 거의 매일 웃는 사람은 인지 기능 저하 증상이 적다는 사실도 확인됐다. 웃지 않는 사람 중 인지 기능 저하 증상을 보이는 사람이 매일 웃는 사람에 비해 2배를 웃돌았다.

따라서 잘 웃는 사람은 치매에 잘 걸리지 않는다고 할 수 있다.

평소 잘 웃지 않더라도 미소를 지으려고 노력하다 보면 처음엔 부자연스러워도 차차 나아진다.

웃는 얼굴은 자신에게도 좋지만 다른 사람의 기분도 환하게 밝혀주므로, 원활한 의사소통에 대단히 중요하다. 지금도 늦지 않았으니 자주 웃으려고 노력해보자.

노래방은
일석이조의
장수법

젊은 사람들 사이에서 노래방은 이제 놀이문화의 기본이 됐다. 연세가 지긋한 분들도 TV에 연결할 수 있는 노래방 기기를 이용하여 집에서 즐기기도 한다고 한다.

노래방이라는 도구는 뇌의 음악 중추를 자극한다. 노래를 부르고, 악기를 연주하고, 음악을 듣는 행위는 신문이나 책을 읽고, 일기장에 뭔가를 끄적이는 행위과 같은 고차원적 기능에 속한다.

특히 노래는 성대를 움직여 언어를 사용하는 신경 활동과 무척 비슷하다. 소리를 내어 읽기보다 복잡하고, 한층 더 고도의 기능을 구사한다. 그중 하나가 감정 표현이다.

현역에서 은퇴하고 65세를 넘긴 아마추어 피아노 애호가들이 모여 있는 동호회의 초대를 받아 연주발표회에 간 적이 있다. 평소 연습한 덕분이겠지만 나이가 들어도 저렇게 손가락을 움직일 수 있구나 하고 새삼 감탄했는데, 무엇보다도 감정 표현에서 젊은이 못지않게 생기가 넘쳐 매료됐다.

아마도 그럴 수 있는 까닭은 음악이 뇌를 자극하기 때문일 테다. 노래도 마찬가지다. 감정이 담기지 않는 노래는 없다.

그만큼 뇌에도 생기가 넘친다고 할 수 있다.

노래를 잘하고 못하고의 문제가 아니다. 노래 자체가 좋은 것이다. 혼자서 흥얼거려도 상관없지만, 들어주는 사람이 있으면 뇌가 더욱 자극을 받는다.

노래방에서 노래를 부르면 다른 사람과 소통할 수 있고, 뇌에도 자극이 되므로 일석이조다.

멋을 부리는
사람이
오래 산다면

2010년에 104세가 된 쇼치를 만났다. 약속 장소에서 기다리고 있는데, 새빨간 재킷을 멋지게 차려입고 나타났다. 주위 사람들이 돌아볼 만큼 선명한 빨간색 재킷이었다.

쇼치 사부로는 일본 최초의 지적장애아 통원 시설인 '시이노미학원'을 창설하고, 원장을 지낸 교육자다.

뇌성 소아마비를 앓던 두 아들이 계기가 되어, 지체 부자유 아동과 발달장애 아동을 위한 학교를 설립했다. 2004년에 시이노미학원은 창립 50주년을 맞이했고, 쇼치는 심리학, 교육학, 의학, 문학 등을 끊임없이 배워 나가며 의학과 문학 박사학위를 취득했다.

100세를 넘긴 후로도 세계를 일주하고, 새로운 유아교육 방식인

'쇼치식 수제 장난감 부모 사랑 교실'(3세 유아 교육을 테마로 수제 장난감을 활용하는 프로그램) 보급을 위해 강연 투어를 다니고 있다.

쇼치가 세계 각국 사람들과 교류하는 사진을 보면 전부 생기가 넘친다. 여기에는 차림새도 한몫한다. 생기가 넘쳐서 멋들어진 재킷이 더 잘 어울리는 걸까, 아니면 멋지게 차려입어서 생기가 넘치는 걸까? 아마도 둘 다일 테다.

100세를 넘겨도 근사한 사람을 또 한 분 소개하겠다. 바로 아리마 히데코有馬秀子다.

아리마는 도쿄 긴자에서 50년 이상 주점을 운영했다. 한 인터뷰에서 아리마가 몸짓이나 손짓을 할 때마다 살짝살짝 향수 내음이 풍기는 것을 알아채고 물었더니, 아리마는 샤넬 넘버20의 오드코롱을 뿌린다고 대답했다. 그의 말에 따르면 샤넬 넘버5가 가장 유명하지만, 향이 달콤해서 젊은 층이 사용하기엔 좋아도 나이가 들면 어울리지 않는다고 한다. 게다가 향기가 조금 심해서 오드코롱을 뿌린다고 했다.

긴자의 주점을 운영하는 사람답게 100세를 넘겨도 정말 멋지다. 멋을 내는 건 자신을 위해서이기도 하지만, 다른 사람을 배려하는 차원이기도 하다. 타인을 위한 이런 배려가 뇌를 자극한다. 원활한 의사소통을 위한 행동이 뇌를 활성화하고, 치매를 예방할 수 있다.

아리마는 남편 퇴직금으로 찻집을 열었지만, 커피 타기보다 맥주병 따기가 수월해서 주점을 시작했다고 한다. 이 주점의 매력은 아리마의 타인과 대화하는 기술이었다고도 한다. 다른 사람과 대화하고, 다른 사람의 기분을 돋아주길 좋아하는 아리마의 주점은 재계 저명인사로 늘 넘쳐났다고 한다. 여기에 더해 아리마의 세련되고 고상한 멋이 사람들을 끌어당겼을 것이다. 멋을 낸다는 건 뇌가 젊다는 증거이기도 하다.

컴퓨터, 핸드폰, TV를 멀리하라

지방에서 노화 방지 세미나를 진행한 적이 있는데, 그곳은 핸드폰도 연결되지 않는 깊은 산속이었다.

게다가 TV도 컴퓨터도 없었다. 들리는 것이라곤 졸졸 흐르는 강물 소리와 나무들이 서로 흔들리며 스치는 소리뿐이었고, 멀리서 불어오는 바람이 느껴졌다. 그처럼 자연환경이 아름다운 곳에서 오감이 자극을 받으면 뇌의 피로를 해소하고 활성화하는 데 큰 도움이 된다.

현대사회는 인공적인 소리로 넘쳐난다. 핸드폰 벨 소리, TV 소리, 지하철 플랫폼의 안내 방송 등 의식해서 들어보면 내 주변은 이런저런 소리로 채워진다.

이런 인공적인 소리가 전혀 들리지 않는 환경에선 뇌에 미치는 스트레스가 상당히 적다. 자연에서 뇌를 잠깐 쉬게 해주어야 한다.

핸드폰과 컴퓨터를 비롯한 통신 수단 덕분에 전 세계 어디에서든 다른 사람과 소통할 수 있게 됐다. 분명히 편리하기는 한데, 그만큼 '혼자'가 되기는 어려워졌다고 할 수 있다.

어떤 의미에서 보면 혼자가 될 수 없다는 건 항상 누군가에게 감시를 당한다는 뜻이기도 하다. 이런 감시의 눈초리에서 벗어나 혼자가 되면 짜릿한 해방감이 들 것이다.

이런 측면도 뇌에 중요한 영향을 미친다.

TV를 보지 않는 것도 뇌가 휴식을 취하는 데 효과적이다. TV를 보면 영상과 소리라는 두 종류의 자극이 뇌로 전달된다. 무슨 방송을 볼지는 우리가 결정하지만, 흘러나오는 영상은 우리가 통제할 수 없으므로 그저 볼 수밖에 없다. 게다가 그중에는 취향에 맞지 않거나 매우 자극적인 장면도 있다. TV를 보지 않으면 이런 자극에서 벗어날 수 있다.

가끔 TV를 꺼놓고 생활해보면 뇌의 피로도가 이전과는 조금 다르다는 걸 알 수 있다.

사람을 직접 만나자

사람을 만나러 가자고 얘기하면 무슨 그런 당연한 말을, 하고 생각할 것이다. 전화나 편지(혹은 메일)로 끝낼 수도 있는데 굳이 직접 사람을 만난다는 건 만남 자체에 의미가 있기 때문이다.

만남은 의사소통으로써 매우 중요하다. 의사소통을 하려면 자신이 가진 정보를 전달하고 상대방과도 공감을 형성해야 하는데, 이때 자신의 규칙이나 상대방의 규칙이 연관되기도 한다. 만나서 대화를 나누다 보면 상대도 그렇고, 자신도 변화할 가능성이 있다.

의사소통을 하려면 서로를 이해하는 것, 즉 공감을 형성하는 일이 무척 중요하다. 말하자면 상대방 편에 서서 무언가를 느낀다는 얘긴데, 그 무언가는 상대방의 감정이 될 수도 있고 고통이 될 수도 있다. 이처럼 공감을 형성하는 일이 바로 인간 사이의 의사소통이다.

만나지 않고 전화나 편지(메일)로도 공감을 형성할 수는 있지만, 그러면 상대방 편에 서서 무언가를 느끼기 어렵다. 역시 실제로 만나야 진정한 공감이 쌓인다고 볼 수 있다.

아무래도 뇌가 받아들이는 자극의 강도가 달라서 그렇다. 첫사랑과 데이트 하던 순간을 떠올려보자. 가슴이 두근거리고 바짝 긴장했을 것이다. 굳이 첫사랑이 아니더라도 좋아하는 사람을 만나면 뇌가 활성화되고 가슴이 두근거린다. 반면, 싫은 사람을 만나면 부정적인 감정이 생긴다. 이렇듯 감정의 흐름이 생기면서 공감이 싹튼다. 뇌에 기쁨이 흘러 넘치기도 하고, 반대로 혐오의 감정이 흘러 다니기도 한다. 그만큼 뇌가 활성화된다는 뜻이다.

역시 사람은 직접 만나야 한다. 두근대는 설렘을 찾아서 말이다.

포기는
곧
노화의 시작이다

　미우라 게이조는 99세에 알프스산맥 최고봉인 몽블랑산에서 스키를 탔다. 아들이자 모험가인 미우라 유이치로는 그때를 회상하며 이렇게 말했다.

　"우리 아버지는 88세의 나이로 유럽 알프스의 오뜨루트Haute Route(해발 4000미터 산등성이를 종주하는 알프스의 정통 트레킹 코스)에 도전하겠다고 선언하고는 멋지게 해냈습니다. 평소 스키가 건강의 밑천이라면서, 국내에선 삿포로 데이네手稲산을 주로 다니며 매일 스키를 즐겼죠. 90세가 넘어서도 봄이 되면 핫코다八甲田산, 다테야마立山에서 연간 120일 이상 스키를 탔습니다. 게다가 아버지 스스로가 투어 리더를 자처하며 캐나다와 유럽 알프스의 스키 투어를 기획하고는 동료들을 인솔하고 다녔죠. 그러다 백수(99세)의 나이로 몽블랑산에서 스키를 타겠다고 말씀을 꺼내더니, 정말로 2003년 2월 19일 저와 제 아들 유다이雄大를 데리고 삼대가 몽블랑에서 발레블랑슈Vallée Blanche 빙하를 활강했습니다."

이런 도전 정신은 백세인들의 공통된 특징이다. 『기네스북』에 세계에서 가장 오래 산 인물로 기록된 프랑스 여성 잔 칼망Jeanne Calment(1875~1997)은 85세에 펜싱을 시작했다고 한다.

쇼치 사부로는 95세에 중국어 공부를 시작해서 중국어로 일기를 쓸 수 있게 됐고, 영어로 강연도 했다.

못 한다고 생각하기보다는 '해보자'고 마음먹고 끊임없이 새로운 일에 도전하는 정신이 뇌에 생기를 불어넣는다.

못 한다고 포기하면 노화 스위치가 켜진다.

싫은 것은
조금씩
잊어버리자

　백세인들과 이야기를 나눠보면 대개가 끙끙거리며 고민하는 성격이 아니다. 다들 낙천적이다.
　뇌의 신경세포는 나이가 들수록 위축된다고 여겨지는데, 나이가 들어도 신경세포가 새롭게 생성된다는 연구 결과가 나왔다.
　이 새롭게 만들어지는 신경세포가 뇌에서 기억을 관장하는 해마의 역할을 수행한다는 사실이 확인됐다. 해마는 기억이 내내 쌓이기만 하는 공간으로 알고 있었는데, 해마에서 생성되는 새로운 신경세포가 뜻밖에도 오래된 기억을 지우는 역할을 한다. 기억을 쌓으면서 필요 없는 기억은 지우는 것이다.
　해마는 새롭게 생성된 신경세포를 통해 과거 기억 중 필요해서 남겨야 할 것과 필요 없다고 판단되는 것을 선별한다. 물론 새로운 기억을 저장하는 기능도 하지만, 이 선별 작업에서 제 역할을 톡톡히 한다.

새로운 환경에 적응하려면 오래된 기억은 지울 필요가 있다. 주거지가 바뀌었다고 해보자. 새로운 집과 이전에 살던 집은 침실이나 화장실의 위치가 다르기 마련이다. 그러면 새로운 집에는 침실과 화장실이 어디에 있는지 기억해야 한다. 반면, 오래된 기억, 즉 이전에 살던 집에 대한 정보는 필요 없어진다. 따라서 오래된 기억, 장기 기억으로 축적되어 있던 정보는 버리고 새로운 기억으로 교체해야 한다. 이런 작업을 새로운 신경세포가 한다.

백세인은 생활하는 데 꼭 필요한 기억을 바꾸기도 하지만, 싫어하거나 생각하고 싶지 않은 일은 최대한 잊어버리는 경향이 있다.

그들은 새로운 것을 기억하기가 매우 어렵다고 말하면서도, 과거에 고생한 이야기는 일절 하지 않는다. 대신 지금 더 멋지게 살고 있다고 이야기한다. 고생했던 좋지 않은 기억은 잊어버리는 것 같다. 어린 시절에 싫어하던 교과목을 기억하지 못하는 것도 모든 백세인의 공통된 점이다. 그래서 오래 사는 모양이다. 싫어하는 건 조금씩 잊어버리는 습관이 중요하다.

자손을
위하려거든
재산을 남기지 말라

사이고 다카모리西郷隆盛(정치가)가 남긴 한시에 "자손을 위해 기름진 땅을 사지 않는다"는 구절이 나온다. 자손을 위해 좋은 땅을 구입할 만큼 재산이 있으면 자손의 교육비로 쓰라는 뜻이기도 하지만, 여기선 콕 집어 재산에 대해 살펴보겠다.

가치 기준에 따라 다를 테지만, 재산(돈)은 자손을 위해 남기려 하지 말고 자신을 위해 쓰는 것이 바람직하다. 콘서트에 가거나, 여행을 떠나거나, 뭔가를 공부하거나, 외모를 가꾸는 등 자신을 위해 돈을 쓰라는 얘기다.

지금까지는 직장을 다니거나 가사를 돌보며 열심히 살아왔으니, 이제부터는 자신을 위해 시간과 돈을 투자해보자. 앞에 펼쳐진 인생을 즐길 수 있도록 자신에게 신경을 쓰자.

일단 건강이 중요한 만큼 자신의 건강 상태를 철저히 점검해보는 것도 좋다. 헬스클럽에 다니는 것도 괜찮고, 산책하며 입을 멋진 운동복을 구입하거나, 수영장에 등록하거나, 걷기 위해 스포츠 센터 연간 이용권을 구입하는 등 돈을 사용하는 방법은 다양하다. 이런 식으로 자신에게 투자해보면 어떨까.

낯선 곳으로 여행을 떠나자

여행을 떠나보자.

이렇게 말하는 이유를 설명하기 전에 우선 아래 항목부터 체크해보자.

- ☐ 스스로 전화번호를 찾아서 전화를 걸 수 있다.
- ☐ 리더로서 어떤 행사를 진행하거나 기획할 수 있다.
- ☐ 모임의 회장이나 회계를 맡을 수 있다.
- ☐ 혼자서 버스나 지하철을 타고, 혹은 차를 운전해서 외출할 수 있다.
- ☐ 혼자 계획을 세워 낯선 장소를 여행할 수 있다.

- □ 약을 정해진 분량, 정해진 시간에 복용할 수 있다.
- □ 저축의 입출금, 집세, 공공요금, 생활비 등 가계를 관리할 수 있다.
- □ 생필품을 구매할 수 있다.
- □ 청구서에 적힌 금액을 지불할 수 있다.
- □ 은행저축, 우편저축의 입출금을 스스로 처리할 수 있다.
- □ 연금이나 세금 신고서를 혼자서 작성할 수 있다.
- □ 스스로 식사 준비를 할 수 있다.
- □ 스스로 청소할 수 있다.
- □ 세탁물, 식기 등을 정리할 수 있다.
- □ 편지나 문장을 쓸 수 있다.

이 목록은 내가 예전에 몸담은 도쿄도 노인종합연구소에서 발행하는 치매 자가 판단에 사용하는 체크 리스트다.

일정한 교육 수준을 넘은 사람이 대상인데, 65세부터 74세까지는 10점 이하일 때, 75세부터 79세까지는 8점 이하일 때 치매 예비군으로 간주한다.

전부 15개 항목이므로 10점 이상을 얻기는 매우 어려울 것이다.

이 체크 리스트에는 일상생활을 영위하는 데 지장이 있는지 여부를 조사하는 항목과, 일상에서 살짝 벗어나 생활을 즐길 수 있는지 여부를 확인하는 항목이 있다.

후자에 해당하는 항목이 혼자 계획을 세워서 낯선 장소를 여행할 수 있는지를 알아보는 질문이다.

여행을 떠나면 일상에서 벗어나 새로운 경험을 마주하게 되므로, 뇌를 활성화하는 데 도움이 된다. 낯선 곳에서라면 더욱이 그렇다. 또한 여행지에선 예상치 못한 일을 경험하게 되는데, 계획 세우기는 그런 상황을 얼마간 예측하고 대처하는 법을 강구하는 과정이다.

앞으로 일어날 일을 예측해서 대처하는 법을 찾으려면 상당히 고도화된 뇌 기능이 필요하기 때문에 뇌가 활성화된다. 더욱이 혼자 떠나는 여행이라면 모든 걸 스스로 결정해야 해서, 뇌를 풀가동해야 한다.

무엇보다도 여행은 계획을 세우는 순간부터 즐거움이 시작된다. 즐거움이야말로 뇌에 중요한 요소다.

요리하는 사람은
치매에
걸리지 않는다

기리시마 요코桐島洋子가 쓴 《총명한 여자는 요리를 잘한다》라는 제목의 책이 있다. 광고 문구에 적힌 책의 내용을 인용하면 "'과감한 결단력, 대담하고 유연한 발상, 풍부한 포용력"이라고 한다. 요리는 지극히 일상적이면서도, 결단력, 유연한 발상, 포용력이 필요한 행위다.

메뉴를 고르고 재료를 모아서 요리를 한다. 요리를 하지 않는 사람이 보기엔 단순할 것 같지만, 실제로는 머리를 써야 하는 작업이다. 치매 증상이 나타나면 요리(메뉴)를 생각하기가 싫어져서, 매일 익숙한 음식만 반복해서 만든다고 한다. 게다가 대충 양념해서 맛이 없다.

이를 달리 표현하면 제대로 음식을 조리할 수 있는 동안에는 치매에 걸리지 않는다고 할 수 있다.

미우라 게이조는 100세가 넘어서도 자립적인 생활을 했으므로 음식도 직접 조리했을 것이다. 앞서도 닭 한 마리를 통째로 압력솥에 넣고 삶는 레시피를 소개했는데, 본인 솜씨다. 이런 닭백숙도 한번 만들어두면 며칠은 먹을 수 있어 끼니마다 만드는 번거로움을 덜 수 있지만, 그 밖의 음식도 미우라가 손수 조리한다.

요리에는 창의력이 필요하다. 맛을 느끼는 과정은 뇌의 고차원적 기능이다. 요리는 일상생활 속에서 뇌를 활성화한다. 끼니마다 뇌를 단련한다고 생각하고 요리를 해보면 좋을 듯싶다.

1년 뒤까지 계획 세우기

성루카聖路加국제병원의 히노하라 시게아키日野原 重明는 1911년 10월 4일에 태어나 2010년에 99세를 맞이했다.

강연이 1년에 150회나 됐고, 하루에 세 차례나 강연을 진행한 적도 있다고 한다. 강연 일정이 5년 후까지 꽉 차 있을 정도였고, 거의 휴일이 없다시피 했다고 하니 그야말로 슈퍼 노인이다.

히노하라는 5년 후 계획까지 짜두었다고 하는데, 여러분도 1년 후 계획을 세워보는 건 어떨까. 여행도 좋고, 콘서트나 연극 관람, 스포츠 관전도 괜찮다. 축구 월드컵이 4년마다 열리니 세계적인 스포츠 제전을 보러 가는 건 또 어떻겠는가.

1년 후 계획 세우기는 1년 후 자신을 그려보는 일이기도 하다.

어떤 상황이 펼쳐져 있을지 모르지만, 한번 상상해보자. 상상하기도 뇌를 활성화하는 한 가지 방법이다. 여행을 간다면 목적지에 있는 자신을 상상해보는 거다. 팸플릿이나 인터넷 정보를 참고해서 세계유산으로 지정된 건축물을 견학하고, 아름다운 해변에서 휴식을 취하는 모습을 떠올려보자. 누구나 할 수 있는 일이다.

1년 후 여행지에서 당신은 느긋하게 쉬며 스트레스도 없이 지낼 것이다.

스트레스도 해소하고, 뇌의 활성화에도 도움이 되는 1년 후 자신의 모습을 그려보자.

나이가 들어도
두근거림을 느낀다면

한 스포츠센터에서 연령대가 높은 사람들을 대상으로 진행한 코스에 참가했던 사람으로부터 좋은 이야기를 들었다.

지도 강사인 여성이 '건강 7개조'라는 것을 가르쳐주었다고 한다. 이 책을 읽는 독자에게도 꽤 참고가 될 것 같아 소개한다.

① 하루에 20분 걷는다.
② 소리를 내어 신문을 읽는다.
③ 요리를 한다.
④ 이틀 전 일을 떠올린다.
⑤ 사람들과 적극적으로 만난다.

⑥ 대중교통을 이용한다.
⑦ 사랑을 한다.

이 중 몇 가지는 이 책에서도 이미 설명한 내용이고, 여기서 눈여겨봐야 할 항목은 7번 '사랑을 한다'이다.

'73장 사람을 직접 만나자' 편에서 소개했다시피, 의사소통의 기본은 상대방에게 공감하는 것이다. 상대방에게 깊이 공감하면 '사랑하게' 된다. 이성을 좋아하게 되고, 연애 감정이 생긴다.

'젊은 사람도 아닌데 무슨 사랑이람' 싶을지도 모르지만, 사람을 만나서 두근거리는 마음을 느낀다면 뇌의 활성화에 큰 도움이 된다. 사랑까지는 아니더라도 '멋있는 사람이네'라는 생각만 들어도 효과가 있다. 연애 감정, 설레는 마음은 젊음을 되돌려준다. 외모도 신경 쓰게 된다. 이성에 대한 관심을 잃는 순간 젊음도 놓친다.

사랑의 설렘이 치매를 예방한다

신경성장인자nerve growth factor는 뇌 신경의 기능 회복을 촉진해서 노화 방지에 관여하는 단백질이다. 특히 신경세포 가지돌기의 기능 저하를 방지하고, 그 성장을 도와서 신경회로 형성에 중요한 작용을 하기 때문에 알츠하이머병과 치매의 예방 및 치료에 효과적이라고 하여 관심을 끌었다.

2005년 이탈리아 파비아대학교 정신과 연구센터는 '연애를 하는 인간의 행동에 관한 신경생물학적 지식이 아직도 여전히 부족하다'는 문제의식을 가지고 연구에 착수했다. 그리고 연애할 때 설레는 감정이 혈중 '신경성장인자'를 늘린다는 사실을 밝혀냈다.

해당 연구에선 피험자를 세 그룹으로 나누었다. 첫 번째는 최근

사랑에 빠진 그룹, 두 번째는 연인이 없는 그룹, 세 번째는 오래 교제해온 연인이 있는 그룹이었다. 그 결과, 첫 번째 그룹이 두 번째 그룹에 비해 약 1.5배, 세 번째 그룹보다는 약 1.8배나 혈중 신경성장인자의 농도가 상승했다는 사실이 확인됐다.

또한 연구를 시작하고 1~2년이 지난 후에 확인해봤더니, 계속 교제를 이어가더라도 처음의 설렘을 잃어버린 피험자 39명은 신경성장인자의 농도가 두 번째 그룹이나 세 번째 그룹에 비해 감소했거나 거의 달라지지 않았다. 요컨대 오래 지속되진 않았지만, 연애할 때 느끼는 설렘이 '치매 예방'에 효과적이라는 사실을 알 수 있다.

하루
7시간 수면이
장수의 비결

수면 시간과 사망률의 관계를 보여주는 자료가 2004년에 발표됐다. 아이치愛知의과대학의 다마코시 아키코玉腰曉子 교수가 일본인 약 11만 명의 수면 시간을 12년간(1988~1999년) 추적 관찰해보니, 수면 시간이 7시간(6.5~7.4시간)인 사람의 사망률이 가장 낮았고, 그보다 길거나 짧을수록 사망률이 증가했다.

미국에도 하루 7시간 수면을 취한 사람이 가장 장수한다는 자료가 있는데, 아이치의과대학 연구에서도 같은 결과가 나온 것이다.

평일 수면 시간과 사망 위험률의 관계를 1시간 간격으로 구분하여 막대그래프로 나타내보니, 수면 시간이 짧을 때와 길 때 모두 사망률이 높았고, 7시간일 때 가장 낮았다. 수면 시간이 7시간일 때 사망률을 1이라고 하면 4시간 이하인 남성은 1.62배, 여성은 1.60배로 높게 나타났다. 수면 시간이 10시간 이상인 남성은 1.73배, 여성은 1.92배로 더 높았다.

수면 시간은 그날의 스트레스, 질병, 흡연, 음주 등 다양한 요인의 영향을 받기 마련인데 이를 고려하지 않고 확인한 결과, 수면 시간이 짧을 때 사망률이 남성은 변화가 없었지만 여성은 2배로 늘어났다. 수면 시간이 길 때는 사망률의 변화가 없었다.

7시간 수면이 인체에 좋은지 여부는 수면 시간이 짧은 사람과 긴 사람에게 각각 7시간 수면을 실천하게 한 후 확인해봐야 정확

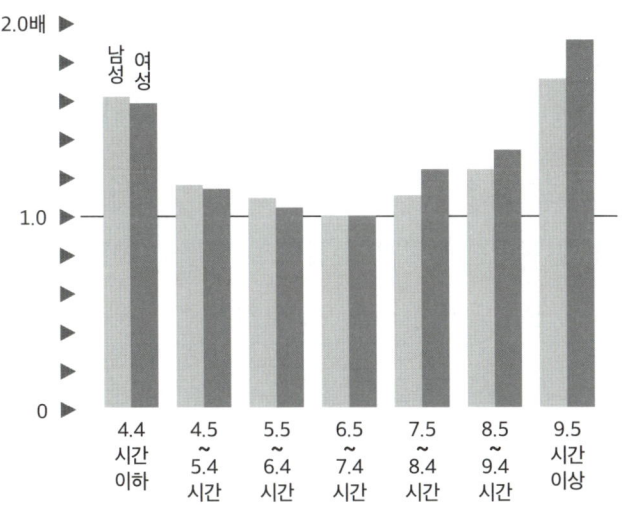

수면 시간과 사망 위험률의 관계

6.5~7.4시간 수면할 때 사망 위험률을 1로 상정한다.
수면 시간은 나이를 고려해서 계산했다.

히 알 수 있을 테지만, 집단을 관찰한 결과에선 수면 시간이 7시간인 사람의 사망률이 가장 낮았다.

잠을 자는 동안에는 성장호르몬이 분비된다. "아이는 자는 동안 자란다"는 말이 있는데, 이 때문이다. 성장호르몬은 몸의 성장에 관여하는 호르몬으로, 뼈와 근육의 성장뿐 아니라 신진대사(음식으로 섭취한 영양분을 에너지로 바꾸어 몸속에서 활용하는 과정)를 촉진하고, 혈당치를 조절하며, 지방을 분해하는 등 다양한 기능을 한다.

미국에서 성장호르몬의 젊어지는 효과를 연구했는데, 지금 시점에선 피부에 효과가 있는 것으로 나타났다. 아직은 연구 단계지만, 성장호르몬은 간에 작용하여 'IGF-1(인슐린 유사 성장인자-1)'이라는 물질을 분비한다. IGF-1은 성장호르몬의 효과를 매개하는 주요 물질로 성장 과정을 돕는데, 분자 구조와 작용이 인슐린과 비슷해서 '인슐린 유사'라는 명칭이 붙는다. 그런데 노화가 진행될수록 분비량이 감소하기 때문에 노화 바이오마커(생물학적 지표)로서 주목받고 있다.

성장호르몬이 IGF-1의 분비를 촉진하기에 수면과 장수 사이에 연관성이 있다는 건 틀림없다. 참고로, 성장호르몬은 오전 2시부터 원활하게 분기되기 시작해 오전 4시경에 최고조에 이른다. 잠을 푹 자고, 저 시간대에는 되도록 깨지 않는 것이 좋다.

수면 부족이
노화를 부추긴다

2014년, 일본 후생노동성은 11년 만에 '건강 증진을 위한 수면 지침'을 개정했다. 이 지침에 따르면 10대 전반까지는 8시간 이상, 25세에는 약 7시간, 45세에는 6시간 30분, 65세에는 6시간으로, 건강상 질병이 없는 사람은 20년마다 30분 정도 수면 시간을 줄여도 된다.

수면 시간이 부족하면 여성은 허혈심장질환으로 사망할 위험이 높아진다. 반대로, 수면 시간이 길면 뇌졸중으로 사망할 위험이 커진다. 게다가 약 10만 명을 대상으로 대규모 코호트 연구를 실시한 결과, 수면 시간이 짧았다 길었다 하면 사망 위험이 높아진다는 사실이 밝혀졌다.

'수면 지침'에 따르면 65세 전후 세대는 잠들려고 애쓰다가 잠들 때까지 시간이 길어져서 오히려 숙면을 취하지 못할 가능성이 있다고 한다. 그래서 이 세대는 수면 시간을 따지는 대신 수면의 질을 중요하게 생각해야 한다.

또 25세 전후와 45세 전후 세대는 피로를 풀고 일의 능률을 높이기 위해 매일 충분히 잠을 자는 것이 좋다.

다만 한창 일할 나이대여서, 실제로 매일 충분히 잠을 청하기는 어려울 것이다. 그래서 주말에 '수면을 보충하는' 사람도 많을 테다. '그러기가 어렵다'는 사람도 물론 있고 말이다. 주말에 '보충하는 수면'의 유효성과 관련해서 미국 펜실베이니아주립대학교 연구진이 흥미로운 논문을 발표했다.

이들은 평균 연령이 약 25세인 남녀 30명에게 4일간 8시간씩 수면한 다음, 6일 연속으로 6시간씩 수면하고 3일간 10시간씩 수면을 취해 달라고 요청하고, 그 총 13일 동안 피험자의 뇌파를 관찰했다. 또 건강 상태를 평가하기 위해 인터류킨-6 interleukin-6(염증성 면역 단백질)와 코르티솔(스트레스를 받으면 분비되는 항염증성 호르몬)의 수치를 측정했다. 행동 변화를 평가하기 위해선 주의력을 측정하는 간단한 수행검사를 실시했다.

그 결과, 피험자의 졸음기는 수면 부족 상태가 계속된 10일 이후 대폭 증가했는데, 수면을 보충하고 나니 평소 상태로 돌아왔다. 하지만 수행검사 결과에선 수면이 부족할 때 심해진 졸음기가 3일간 수면을 보충해도 개선되지 않았다. 이런 결과를 일상생활에 적용해보면, 수면 부족으로 한번 일의 능률이 떨어지면 3일간 '수면을 보충해도' 평소 상태로 돌아오지 않는다는 얘기가 된다.

또한 이 연구에서 인터류킨-6는 수면이 부족할 때 증가하다가 수면을 보충하면 정상 수치로 돌아왔다. 하지만 한번 생긴 염증은 가라앉지 않았다. 동맥경화 병변이 진행되는 사례를 예로 들면, 인터류킨-6의 분비량이 감소하더라도 염증 때문에 진행된 병리 변화는 원래대로 돌아오지 않았다. 수면이 부족하면 노화가 빨라진다는 뜻이다.

인터넷이 우울증을 막아준다

미국에선 중·고등학생의 우울증이 심각한 문제로 떠오르고 있다. 그 수치가 500만에서 1000만 명에 이르러, 퇴직한 50세 이상 인구의 약 8퍼센트에 해당한다고 한다. 그 비율이 더 높을 가능성도 있어, 평생에 무려 약 20퍼센트가 우울증을 진단받는다는 연구 결과도 있다(미국 국립정신건강연구소의 2009년 연구).

미시간주립대학교 쉴라 코튼Shelia Cotten 교수 연구팀은 퇴직한 50세 이상 미국인을 대상으로 '건강과 퇴직 생활'의 연관성을 분석했다. 2002년부터 2008년까지 자료를 활용해서 '퇴직 후 일하지 않는 사람'을 추적한 결과, 인터넷을 사용하면 우울증에 걸릴 확률이 33퍼센트 줄어든다는 사실을 확인했다. 또한 인터넷을 사용하면 '고립감이나 외로움을 누그러뜨리는 효과'가 있는데 '가족이 있으면 그 효과가 덜하다'는 사실도 밝혀냈다.

앞서 72장에서 컴퓨터나 핸드폰 등을 멀리하라고 조언한 내용과 반대되는 결론이지만, 인터넷이 외로운 고령자에겐 가족과도 같은 대상일 수 있다.

좋은 도박과
나쁜 도박

 혼자서 말 없이 하는 파친코와 시끄럽게 떠들면서 하는 마작 중 뇌 건강에 좋은 건 무엇일까?
 두말할 필요도 없이 마작이다. 앞서도 언급했다시피 많은 사람과 의사소통을 하고, 실제로 만나며, 그 만남을 소중히 여기는 행동이 뇌를 활성화한다. 그래서 네 명이 한 조가 되어 서로 의논하거나 이런저런 대화를 나누며 게임하는 마작이 당연히 뇌 건강에 좋다. 사람들과 직접 만날 때 얻는 효과와 더불어 마작처럼 다양한 전개를 예상하고 궁리할 때와 파친코처럼 기계에만 의지할 때, 뇌가 작동하는 방식은 다르다. 마작뿐 아니라 트럼프 카드로 하는 브리지 게임, 장기, 바둑처럼 게임 상대가 있고 한 치 앞을 먼저 내다봐야 하는 게임은 뇌의 활성화에 큰 도움이 된다.

그렇다면 경마와 경륜(사이클경기)은 어떨까? 한 치 앞을 먼저 내다봐야 한다는 점에선 같지만, 게임 상대가 말이나 자전거인 셈이다. 경마와 경륜 같은 도박을 거의 하지 않아서 잘은 모르지만, 한다면 대전 상대가 있고 앞을 내다봐야 하는 게임을 권한다. 마작을 하면서 담배만 피워대는 행태는 물론 피해야 한다.

조각가나 화가는
왜
장수하는 걸까

　조각가 중에는 히라쿠시 덴추平櫛田中(107세)가 장수자에 속한다. 100세 생일을 맞이하기 전에 그때부터 조각에 필요한 목재를 30년치 사들였다고 한다. "60세, 70세는 코흘리개야"라고도 했단다. 조각가인 기타무라 세이보北村西望도 103세까지 장수했다.
　화가 중에는 오구라 유키小倉遊亀가 105세, 가타오카 다마코片岡球子가 103세, 파블로 피카소가 91세, 마르크 샤갈이 98세까지 살아, 장수한 사람이 많다.
　화가나 조각가가 모두 장수한 건 아니지만, 많이들 장수하는 편이다. 손을 많이 사용하기 때문이라고 한다. 캐나다의 신경외과 의사인 와일더 펜필드Wilder Penfield가 그린 '감각 호문쿨루스Sensory

homunclus, 운동 호문쿨루스Motor Homunculus'라는 지도가 있다. 신체 각 부분의 크기를 실제 비율이 아니라 뇌와의 관련성 정도에 따라 다르게 그린 뇌 지도다. 이 지도를 보면 손을 움직이는 뇌 영역이 다리를 움직이는 뇌 영역보다 넓다. 계속 손을 움직이면 그만큼 뇌를 작동하게 만든다는 뜻이다.

창조적인 일을 그것도 즐기면서 꾸준히 한다면 늘 뇌가 활발하게 움직이는 상태라고 할 수 있다.

또 하나, 그림이든 조각이든 작업을 할 때는 물론이고 평소에도 늘 그리고 싶은 테마를 마음속에 품고 있다는 점에 주목해야 한다. 그러니까 그리고 싶은 것이 있다는 점이 중요하다.

삶의 보람을 가져다주는 일 또는 평생 하고 싶은 일이 있으면 결국 장수하는 삶으로 이어진다. 예술가, 경영자 중에 장수하는 사람이 많은 이유가 일을 하면서 삶의 보람을 느끼기 때문이다. 식단, 운동, 생활습관 개선보다 훨씬 중요한 장수 비결이다.

삶의 보람이 있고, 하고 싶은 일이 있으니까 장수하는 것이다. 삶의 보람이 굳이 화가나 조각가처럼 그리고 싶은 테마 같은 것일 필요는 없다. 100대 명산 오르기, 세계 유산 방문하기, 풍경사진 찍기 등 뭐든 상관없다. 손주와 차를 한 잔 나누면서 자신의 인생 이야기를 들려주어도 괜찮다. 인생에서 얻은 경험을 손주들에게 알려줄 수 있으니 썩 좋은 일이다.

삶의 보람은 스스로 만들어가는 것이니 말이다.

20대 몸매로
돌아가는 비결

 아, 저 때는 젊었구나, 하며 추억에 잠기려고 그러는 게 아니다. 20대 시절의 체형을 보려고 그런다.

 사람들 대부분은 아마 지금보다 날씬하고 몸매도 괜찮았을 것이다. 체중으로 치면 10킬로그램 정도는 덜 나가지 않았을까.

 앞서도 언급했다시피 일생에 걸쳐 체중 변화가 거의 없으면 건강한 장수로 이어지는데, 그 기준으로 삼을 만한 도구가 20대 시절 사진이다.

 히노하라 시게아키의 20대 시절 사진을 본 적이 있다. 그때는 체중이 60킬로그램으로 100세를 넘긴 지금과 비교하면 주름도 없고 젊지만, 얼굴 생김새와 체형은 딱히 달라지지 않은 듯했다. 100세를 넘겼을 때 체중을 물어보니 63킬로그램이라고 했다. 체중이 변하지 않았다는 건 얼굴 생김새와 체형도 그렇게 변하지는 않았다는 증거다.

20대와 비교해서 체중이 달라지지 않은 사람은 대사증후군이나 당뇨병에 걸릴 위험이 적다.

표준체중은 BMI(체질량 지수)로 측정할 수 있다. BMI는 Body Mass Index의 약어로, 체중(킬로그램kg 단위)을 키(미터m 단위)의 제곱으로 나눈 수치다.

체중이 60킬로그램이고 키가 170센티미터라면 계산식이 60÷(1.7×1.7)이 되고 20.76이라는 수치가 나온다. 일본 BMI 지수는 22가 표준(한국은 18.5 이상 23 미만)이므로 저 수치라면 조금 마른 편이며, 표준체중을 계산하면 63.58킬로그램이다.

표준체중은 '22×키(미터m 단위)×키'로 계산하면 된다.

일본비만학회에서 정한 기준을 보면 22가 표준이고, 25 이상이 비만, 18.5 미만이 저체중이다.

그런데 독자 여러분은 20세 때 체중이 얼마나 됐을까? 약간 마른 체형이었을 수도 있지만, 아마 그 후에 살이 쪘을 것이다. 한 번 더 20대 적 사진을 바라보며 그 시절로 돌아가보자. 건강한 장수로 가는 길이다.

동창회에 적극 참석하자

오랜만에 동창회에 참석하면 꽤 늙어 보이는 사람도 있고, 예전 그대로인듯 젊어 보이는 사람도 있다.

동창회에서 늙어 보였다면 그건 여러분 책임이다. 배가 불룩하다면 과식에 운동 부족인 탓이다. 질병 중에 암은 예방하기 어려운 편이지만, 당뇨병, 고혈압, 고지질혈증, 비만은 그렇지 않다. 친구들과 서로 체형을 비교해보자.

중학교, 고등학교, 대학교 동창회에 참석한 사람들은 그 단계마다 비슷한 사회환경에서 자라온 세대다. 교통기관, 통신망, 가정용품의 전자화가 동일한 환경 속에서 나이가 들어왔다.

2차 세계대전 이후 세대라면 당연히 전쟁을 알 리 없고, 고도성장을 몸소 겪었을 테다. 물론 직업은 다를 수 있지만, 그렇게 동일한 사회환경 속에서 식욕을 다스리지 않고 마구 먹거나 운동다운 운동을 하지 않아서 지금의 체형이 된 것이다. 몸매가 마치 예전 그대로인 듯한 사람은 분명 스스로 생활을 절제했을 것이다. 평소 무절제한 생활은 동창회에서 비교되는 몸매로 드러날 수밖에 없다.

동창회에서 자신의 모습을 확인해보자.

남성이라면 머리숱이 줄어든 사람을 가리켜 동창들 사이에서 '패자 그룹'이라고 하는데, 머리숱은 어쩔 수 없다고 해도 체형까지 패자 그룹에 들지 않도록 노력하자.

목표는
100세 생일

나는 수명에 관여하는 유전자와 알츠하이머병을 연구해왔다. 그 과정에서 실제로 100세를 맞이한 백세인을 많이 만났다.

연구해보니 알츠하이머병은 오래지 않아 정복할 수 있다는 확신이 든다. 수명과 관련해서도 인간은 100세를 넘어 장수하는 일이 가능하다는 것을 알게 됐다. 실제로 백세인들을 만나보니 즐겁게 100세를 맞이할 수도 있다는 점을 실감했다.

그래서 내 연구도 100세까지 무사히 건강하게 살아서 가족이나 친구들과 함께 100세 생일을 맞이하는 것을 목표로 잡았다.

그다지 어려운 일은 아닐 듯싶다.

이 책에서 그 방법을 자세하게 소개했다시피, 남달리 대단한 노력이 필요하지도, 그렇게 어려운 단계를 목표로 삼지도 않는다. 다만 꼭 지켜야 할 사항이 몇 가지 있지만, 그마저도 별반 힘들지 않다. 100세를 맞이한다는 건 꿈같은 이야기라고 생각한 적도 있지만, 지금은 살며시 자신감이 생겼다.

독자 여러분도 충분히 백세인이 될 수 있다.

피로를
풀어주는
안티에이징 목욕법

일본인만큼 목욕을 좋아하는 민족도 없다. 하기야 매일 목욕한다는 것이 보통 일은 아니다. 몸을 청결하게 유지하고 싶을 뿐이라면 샤워만 해도 된다.

하지만 나는 느긋이 욕조에 몸을 담그고 하루의 피로를 푼다. 이런 기분 좋은 느낌은 목욕탕 문화가 있는 나라가 아니면 알지 못할 테다.

그래서 여기서 잠시 목욕할 때 주의해야 할 점을 알아보고 넘어가겠다. 다들 잘 알고 있듯, 목욕물은 너무 뜨거우면 좋지 않다. 약간 따뜻한 정도면 된다.

또 몸을 빡빡 문질러 씻어도 좋지 않다. 욕조에 몸을 담그고 있기만 해도 때는 자연스럽게 떨어진다. 문질러 씻으면 피부(몸)를 보호해주는 피부 장벽이 손상된다. 땀이 많아서 신경 쓰이는 부위를 위주로 가볍게 마사지하듯 씻기만 해도 충분히 청결해진다.

　욕조에 아로마 오일 같은 입욕제를 넣고 그 향을 즐기며 느긋하게 몸을 담그는 방법도 생각해보자. 목욕물이 따뜻하면 장시간 몸을 담그고 있어도 피로감이 들지 않아 몸도 마음도 목욕 시간을 즐길 수 있다. 항상 바삐 돌아가는 일상이니만큼, 욕조에 들어가 있는 동안만이라도 느긋하게 즐겨보기 바란다.

스트레스를
날려주는
애착 물품

 스트레스를 해소해주는 제품이 있다. 현대사회를 살아가는 우리는 스트레스의 원인이 되는 요소들에 항상 둘러싸여 있다. 업무상 스트레스는 물론이고, TV와 컴퓨터에서 흘러넘치는 정보도 스트레스를 안긴다. 만원 지하철에 끼여 시달리니 스트레스, 살짝 어깨를 부딪히기만 해도 상대방이 눈을 흘기니 스트레스, 갖고 싶은 것을 가지지 못하니 스트레스 등등 하고많은 스트레스가 있다.
 인간에게 스트레스는 얼마간 필요하다고 하지만, 그 정도가 심해도 너무 심하다.
 그래서 스트레스를 날려주는 것이 있다면 당장이라도 구하고 싶을 테다. 지금 소개하는 용품은 여러분 주변에서 찾아볼 수 있는 아주 사소한 것들이다.

다른 사람이 보기에는 아무것도 아닌 물품이어서 아주 사소하다고 얘기했지만, 여러분에겐 스트레스를 날려줄 만한 아이템이다.

오래도록 애용한 만년필, 미네랄워터 같은 좋아하는 음료, 아이들 사진을 비롯한 가족사진, 초콜릿, 감촉이 좋은 코튼, 아로마 오일의 향기, 바나나처럼 자신이 좋아하는 아이템을 책상 한쪽에 놓아두자. 조금 피곤하거나 스트레스가 쌓일 때 그중 하나를 만지작거리거나 가만히 바라보기만 해도 스트레스가 풀릴 것이다.

아무래도 업무를 떠올리게 만드는 건 좋지 않을 테고, 가족사진 대신 반려동물 사진도 마음을 평안하게 다스리는 데 그만이다.

음식 중에는 바나나가 비상식량이라고 할 만큼 비타민 B 함유량이 풍부해서 스트레스 해소에 효과적이다. 초콜릿 또한 그런데, 초콜릿은 되도록 쓴맛이 나는 제품을 고르는 것이 좋다. 꼭 먹지 않더라도 자신이 좋아하는 초콜릿이나 바나나가 있다는 생각만 해도 마음이 푸근해질 것이다.

여러분의 스트레스를 날려주는 아이템은 무엇인지 떠올려보자.

약간의 병이
있어야
오히려 건강하다

당뇨병이 있어 정기적으로 병원에 다니는 지인이 내게 이런 말을 했다.

"늘 똑같아요. 혈액과 소변 검사를 하고 나서 의사가 설명하는 얘기를 잠깐 들으면 끝나죠."

그러던 어느 날 의사가 조금 이상한 부분이 있다면서 정밀검사를 받아보라고 했는데, 거기서 암이 발견됐다. 초기 암이었기에 입원 기간도 짧고 예후도 좋아서 별다른 문제는 일어나지 않았다.

지병이 있어 정기적으로 의사에게 진료를 받게 되면 중대한 질환을 빨리 발견할 수 있다. 그러면 예후도 좋아서 건강을 유지할 수 있는 만큼 장수할 수도 있다.

반면, 질병이 전혀 없다가 느닷없이 큰 병에 걸리면 치료한 보람도 없이 사망하기도 한다. 이럴 때는 좀 더 빨리 병을 발견했더라면 손쓸 방도가 있었다는 말을 듣곤 한다.

아무 질병도 없이 매우 건강한 상태라고 하면 얼핏 좋을 성싶지만, 자각 증상이 없는 질병을 조기 발견할 기회를 놓칠 수도 있다.

지병이 있어 정기적으로 병원에 다녀야 한다면 귀찮을 법도 하지만, 오히려 좋은 점도 있으니 지병을 향해 감사할 만하다.

게다가 정기적으로 통원 치료를 받으면 질병의 진행을 늦출 수 있으니 이 또한 감사할 일이다. 건강해야 장수한다고 당부하긴 했지만, 지병이 있어도 매일 기분 좋게 지낼 만하다면 건강하다고 할 수 있다. 그러니 건강에 너무 집착하지는 말자.

장수호르몬 수치를 측정하자

 장수하는 사람들이 보이는 공통점, 혹은 노화의 기준(척도)이 되는 지표를 바이오마커라고 한다. 이 지표를 확인하면 자신이 장수할 수 있는지 여부를 알 수 있다.

 미국 메릴랜드주 볼티모어에 있는 국립노화연구소는 1958년부터 시작된 주민 건강조사를 장기간에 걸쳐 시행하고 있다.

 65세 이상의 건강한 남성을 25년간 추적 관찰한 결과, 건강하게 장수를 누린 사람들 사이에서 3가지 공통점을 발견했다.

① 저체온

② 혈중 인슐린 농도가 낮다.

③ 혈중 DHEA-S 농도가 높다.

'저체온'과 관련해선 Sir2 장수 유전자가 냉장고 안 효모에서 발견됐다는 사실을 떠올려보기 바란다. 냉장고 안은 저온 상태다. 또한 앞서 사례로 들었다시피 칼로리를 제한한 붉은털원숭이가 건강하게 장수를 누렸는데, 이들 원숭이의 체온이 낮다는 사실이 밝혀졌다.

사람도 체온이 낮으면 인체의 신진대사가 떨어지고, 활동이 최저한으로 줄어들어 남는 에너지를 사용하지 못하게 된다. 이는 인슐린 농도와도 관련 있는데, 쓸데없이 에너지를 사용하지 않는 것이 장수하는 비결이다.

DHEA-S Dehydroepiandrosterone sulfate는 성호르몬인 테스토스테론(남성호르몬)과 에스트로겐(여성호르몬)의 전구체 호르몬이다. 전구체란 '전 단계에 있는 물질'을 가리키므로, 전구체 호르몬 하면 성호르몬이 되기 전 호르몬이라는 뜻이다.

DHEA-S는 수치가 사춘기 이전엔 아주 낮지만 사춘기 이후에 뚜렷하게 상승하다가 20세에 최대치를 찍고, 그 후 나이가 들수록 감소한다.

규슈대학교 의학부 나와타 하지메 名和田 新 교수 연구팀이 90세 이상 초고령 여성을 추적했는데, DHEA-S가 40대 여성만큼 높은 사람이 있었다. 상당히 건강하고, 생활습관병이 전혀 없었으며, 치매 테스트에서도 문제가 나타나지 않았다.

DHEA-S가 우리 몸속에서 어떤 작용을 하는지는 아직 밝혀지지 않았지만, 나와타 하지메 교수는 DHEA-S를 받아들이는 수용체를 연구한 결과를 토대로 DHEA-S가 몸속에서 염증을 억제하고, 동맥경화를 예방하며, 인슐린 기능을 향상시키는 것으로 분석했다. 이 호르몬이 많으면 동맥경화 같은 생활습관병에 잘 걸리지 않을뿐더러 질환 자체에도 강해질 수 있다.

'인슐린 농도'와 관련해서, 당뇨병이 있으면 100세를 넘기는 사람이 적다는 자료가 있다. 그런가 하면 인슐린 수용체의 기능을 상실한 선충은 오히려 수명이 두 배로 늘어났다. 인슐린 수용체의 기능을 잃으면 선충은 주위에 먹이가 널려 있어도 부족하다고 인식하고 수면 상태로 들어가서, 대사 기능이 떨어지고 에너지 소비가 줄어들어 장수했다.

사람에게 찾아오는 인슐린 이상은 2가지다. 하나는 혈액 속에 포도당이 들어와도 인슐린이 전혀 분비되지 않거나 분비량이 적은 상태(1형 당뇨병)다. 또 하나는 인슐린이 분비되긴 하지만 그 기능이 떨어져서 포도당을 효과적으로 연소하지 못하는 상태(2형 당뇨병)다. 효과가 낮으면 우리 몸에서 인슐린을 더 분비하라는 명령이 내려오고, 결국 인슐린을 분비하는 췌장에 부담이 되어 상태가 나빠진다. 이미 인슐린 분비량이 적다면 췌장에 문제가 있다는 뜻이다. 어느 쪽이든 당뇨병이다.

혈중 인슐린 농도가 낮다는 건 그 작용력이 좋아서 인슐린이 적게 분비된다는 뜻이다. 그래서 당뇨병으로부터 멀리 떨어져 있기에 당뇨병에 잘 걸리지 않는다.

　DHEA-S와 인슐린, 이 두 가지가 장수를 결정하는 호르몬이다. 노화 방지 클리닉에 가면 이들 수치를 측정한다. 한번 검사를 받아 보는 건 어떨까.

흡연은
최고의
노화 촉진제

담배가 해롭다는 건 말할 필요도 없다. '흡연자의 얼굴 smoker's face'은 담배를 피워온 사람의 특징을 말해준다. 주름이 많고, 피부 노화도 빨리 진행되어 실제 나이보다 훨씬 늙어버린다.

담배를 피우면 비타민 C가 파괴되고, 피부 속 콜라겐이 손상되어 탄력이 떨어진다. 또 흡연으로 활성산소가 증가하면 기미가 생기기 쉽고 혈액순환도 나빠져서, 입술과 피부의 색이 어두워진다. 이렇게 흡연자의 얼굴이 만들어진다.

흡연자의 얼굴은 쌍둥이를 추적 관찰해서 확인할 수 있었다. 두 사람이 정말로 쌍둥이인지 의심이 들어 검토해보면 담배 때문에 얼굴 생김새가 서로 다르다는 보고가 있다. 단지 담배를 피우고 아니고의 차이가 전혀 다른 얼굴을 만드는 것이다. TV에서도 이 내용을 소개하여 담배의 해로움을 직접 확인할 수 있었다.

담배를 피우면 그렇게 얼굴이 변해버린다. 오랜 세월 자신의 얼굴을 바라보노라면 알아차리지 못할 수도 있지만, 혹여 담배를 피우지 않은 자신을 만난다면 놀랄 것이다. 그럴 수가 없으니 '흡연자의 얼굴'을 떠올려보자.

담배를 피우면 스트레스가 풀려서 좀처럼 끊을 수가 없다고 말하는 사람은 '91장 스트레스를 날려주는 애착 물품'을 읽어보기 바란다. 담배가 스트레스를 해소하는 유일한 방법은 아니다. 스트레스를 다스리는 방법이 다양하건만, 구태여 몸에 해로운 길을 선택할 필요는 없다.

지금은 담배를 끊는 방법도 여럿 있다. 금연 패치, 금연 껌을 이용하면 무리 없이 끊을 수 있다.

건강검진 결과는 반드시 보관한다

지병이 있어 정기적으로 병원에 다니는 사람은 갑자기 질병이 닥치더라도 얼마간 대처할 수 있지만, 그렇지 않은 사람이라면 건강진단만으론 부족하다.

그래서 가족력을 확인해봐야 한다.

암은 유전적 요인도 있지만, 그렇다고 반드시 유전되는 건 아니다. 심장병과 뇌졸중은 고혈압 등의 질환이 원인이며, 유전적 요소보다는 같은 생활습관에서 비롯되곤 한다. 진하고 매운 맛을 좋아한다거나, 반대로 혈압을 낮추는 음식을 싫어할 수도 있다. 음식 취향에는 부모의 기호가 여실히 반영되는데, 안타깝게도 때로는 혈압을 올리는 쪽으로 작용하는 기호이기도 하다.

신장병처럼 분명히 유전되는 질환도 있으므로, 일가친척을 만나면 슬쩍 확인해보는 것이 좋다.

건강진단을 받고 나서 정밀검사를 해보자는 말을 들은 적이 있을지도 모르겠는데, 검사 수치가 경고를 보내는 순간이므로 무시하면 안 된다. 어떤 질환도 조기에 발견하면 그만큼 빨리 낫는다.

건강진단 결과는 정리해서 보관해두어야 한다. 건강진단을 받으면 경과를 이해하는 것이 중요하다. 내 몸의 수치가 어떻게 변화해 가는지 알아야 한다.

아무런 증상이 없었으니 안심해도 된다고 여기고 검진 결과 자료를 버리면 모든 것을 잃게 된다. 꼼꼼하게 정리해서 보관하자. 수치 변화를 직접 확인하다 보면 자신의 몸에도 관심을 기울이게 된다.

그러면 질병이 당신을 피해서 달아난다. 이것이 건강한 장수로 가는 길이다.

레슨 3

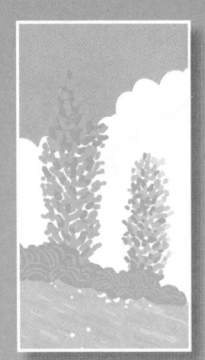

초간단
안티에이징 운동법

세계 최고 장수자의 운동 습관

　세계에서 가장 오래 산 인물로 『기네스북』에 등재된 주인공은 잔 루이스 칼망이다. 1997년 122세의 나이로 사망했다. 칼망이 했던 운동은 펜싱과 자전거 타기라고 한다. 칼망은 85세에 펜싱을 시작했는데, 그 나이에 펜싱처럼 격렬한 스포츠를 시작하기란 퍽 어려운 일이다.

　펜싱 하면 일본에선 오타 유키太田雄貴 선수가 2008년 베이징올림픽에서 은메달을 따며 화제가 된 적이 있는데, 허리를 깊숙이 숙인 자세로 검을 휘두르는 동작을 반복하므로 하체 근육이 상당히 중요하다. 엉덩이부터 발끝까지 있는 신경과 근육을 총동원해서 상대와 싸워야 한다. 그렇다고 하체만 튼튼해서는 안 되고 상체도 균형이 잘 잡혀야 검을 능숙하게 다룰 수 있다. 펜싱의 기본은 상체가 흔들리지 않으면서 빠르게 움직일 수 있느냐에 있다.

다만, 근육이 중요하다고 해서 특별한 근육이 필요한 건 아니고 평범한 정도면 된다. 대시dash, 러닝, 점프, 계단 오르내리기 등의 훈련이 꼭 필요하다고 한다. 또 무릎 올리기, 허벅지 뒤쪽 근육을 이용해서 차기 같은 훈련도 필요하다.

칼망이 얼마나 훈련했는지는 모르지만, 다리와 허리가 상당히 강해졌을 테고, 균형감각도 꽤 단련됐을 것이다.

자전거는 100세까지 탔다고 하는데, 아마 펜싱으로 단련된 다리와 허리, 균형감각 덕분에 가능했을 것이다. 다리와 허리가 단련되어 있고, 균형감각이 좋다는 건 고령자에게 매우 중요한 지점이다. 이 두 가지를 제대로 갖추면 일단 넘어지지 않는다. 내내 자리에 누워서 지내지는 않게 된다.

칼망의 골밀도가 어떤지는 알 수 없지만, 아마도 골밀도가 좋아서 골다공증은 전혀 없었을 테다.

122세까지 삶을 살았던 분은 역시 다르다.

먼저
다리와 허리를
단련한다

　잔 칼망은 프랑스 여성이다. 그렇다면 우리 백세인은 어떨까?
　여기, 이타바시 미쓰를 소개한다. 106세에 사망한 분이다. 언젠가 TV에서 방영한 〈수명, 유전일까 환경일까〉라는 프로그램을 시청한 적이 있는데, 미우라 게이조와 이타바시 미쓰 두 사람의 협조를 얻어 유전자를 비롯해 장수와 관련된 다양한 테마를 다루는 방송이었다.
　이타바시 미쓰는 100세를 넘긴 나이에도 무용을 가르쳤다. 42세 때 취미로 무용을 시작했다가 선생이 되어 제자를 가르치는 한편, 주 2회 버스와 지하철을 타고 다니며 스승을 찾아가 연습했다고 하는데, 100세를 넘겼다기에는 도저히 믿기지 않는 일이다.

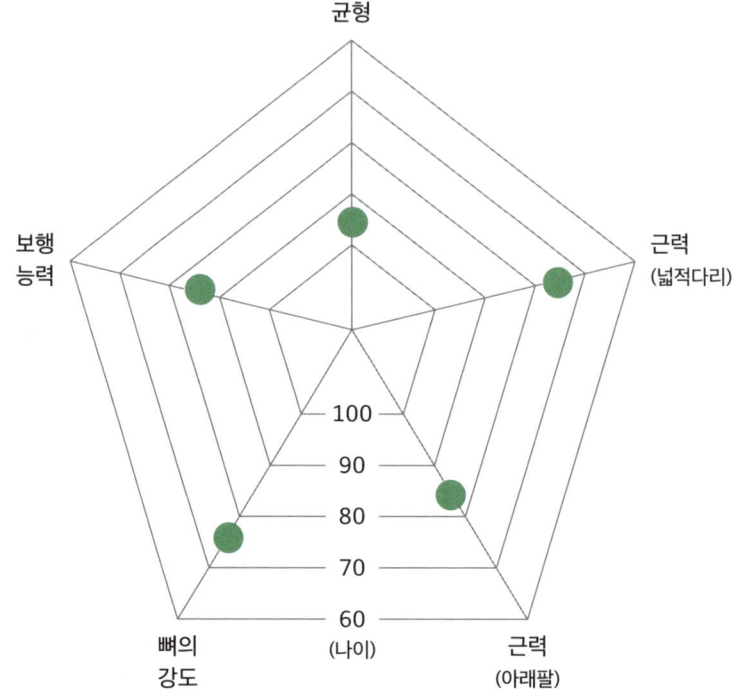

이타바시 미쓰의 신체 나이

전체적으로 균형이 잘 잡힌 것이 특징이다. 무용을 하며 몸 전체를 사용했기 때문이다.

주 2회 연습하러 다녔다는 사실에서 짐작할 수 있듯, 이타바시는 잘 걸었다. 미우라 게이조처럼 스키를 타려고 트레이닝을 받을 정도는 아니었지만, 걸어서 연습하러 다니는 일이 전혀 힘들지 않았던 것 같다.

이타바시에게서 눈여겨봐야 할 부분은 역시 일본무용이다. 일본무용을 할 때는 허리를 굽히고 약간 엉거주춤한 자세를 취한다. 다

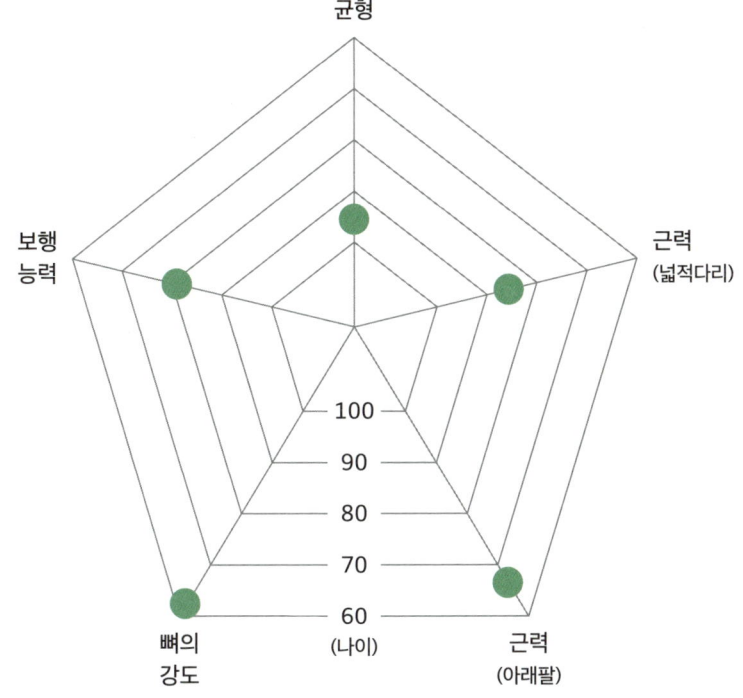

리와 허리뿐 아니라 머리에서 손끝에 이르기까지 몸 전반에 신경을 써야 한다. 뼈나 근육이 튼튼하지 않으면 부드럽게 춤을 추기가 불가능하다.

이타바시의 신체 나이를 측정한 결과, 뼈의 강도는 70대 후반, 넓적다리 근력은 80대 전반, 보행 능력과 균형감각은 80대 중반이었다. 모든 부위의 신체 나이가 실제 나이보다 훨씬 젊게 나타났다. 춤을 계속 추다 보니 이런 신체 나이를 지키게 된 것이다.

미우라 게이조는 스키를 타기 위한 훈련과 더불어 다양한 트레이닝을 했다. 안전을 위해 탁자를 잡고 무릎을 한쪽씩 구부리는 스쾃 운동도 하루 일과에 포함됐다.

이타바시가 즐기던 일본무용과 운동량이 비슷하거나 어쩌면 그 이상인 스키를 1년에 120일 넘게 타기 때문에 다리와 허리가 무척 강했을 것으로 짐작된다.

신체 나이를 측정해보니 뼈의 강도는 60세, 넓적다리 근력은 60대 후반, 보행 능력은 80세, 균형감각은 90대였다. 뼈의 강도가 60세라니 놀라웠다. 닭 뼈까지 섭취하는 식단과 더불어 평소 훈련이 큰 도움이 되었을 것이다.

잔 칼망의 펜싱, 이타바시 미쓰의 일본무용, 미우라 게이조의 스키에서 공통점은 다리와 허리를 단련한다는 것이다.

백세인이 목표라면 먼저 그래야 한다.

만 보 걷기도
500보부터

걷기는 언제 어디서나 할 수 있는 가장 좋은 운동이다. 요즘은 흔히 워킹이라고 하고 '하루에 만 보를 걷자'고 권장한다. 보폭과 걷는 속도에 따라 다르겠지만, 그러자면 1시간 30분은 걸리기에 처음부터 1만 보를 걷기란 무척 어렵다.

평소 얼마나 걷는지에 달렸지만, 일단 지금보다 500보 더 걷기부터 목표로 세워보자. 보폭이 70센티미터라면 거리로 계산했을 때 350미터가 된다. 도시라면 한 구획이 조금 안 되는 거리다.

걷기를 할 때는 한 번에 걷는 시간을 되도록 충분히 확보하는 것이 좋다. 이를테면 하루에 5분씩 여러 번 반복해서 걸어도 괜찮지만, 한 번에 걷는 시간을 조금 길게 잡으면 운동 효과를 높이는 데 도움이 된다. 1회에 20분을 걸어보자. 기초대사도 올라가고 에너지 소비도 늘어난다. 그만큼 체중 감량에도 도움이 될 수 있다.

그렇다고 처음부터 무리하게 애쓰지는 말자. 지금보다 500보 더 걷기, 평소 걸었던 거리보다 350미터 더 걷기부터 시작해보자.

시간으로 계산하면 5분도 채 안 걸릴 것이다. 빠른 걸음으로는 2~3분이면 된다. 1000보를 더 걸어도 시간으로 따지면 10분도 안 걸린다. 이 정도면 별로 어렵지 않다.

역까지는 걸어서 간다, 물건을 사러 갈 때는 조금 멀리 돌아서 간다, 더 멀리 떨어진 음식점에 간다. 이런 식으로 조금 더 걷기 위한 방법을 이렇게 저렇게 궁리해보자.

뇌가 젊어지는 유산소운동

일본생산성본부에서 발행하는 2013년 『레저 백서』에 따르면 일본의 러닝 인구가 2450만 명이라고 한다. 유산소운동은 다이어트에 도움이 될 뿐 아니라, 노화에 따른 뇌 기능 및 심폐 기능의 저하를 개선하는 데도 효과가 있다.

텍사스대학교 산드라 채프먼Sandra Chapman 박사 팀은 2013년 장시간 앉아서 생활하는 57~75세 성인을 대상으로 유산소운동이 인지(뇌) 기능과 심폐 기능에 미치는 영향을 관찰했다. 유산소운동을 하는 그룹과 그렇지 않은 그룹을 무작위로 나누고, 유산소운동을 하는 그룹에게 에어로바이크나 트레드밀(러닝머신)을 이용해서 주 3회, 1회 1시간씩 12주간에 걸쳐 운동하라고 요청한 다음, 참가자의 인지 기능과 안정을 취할 때의 뇌 혈류량 및 심폐 기능을 운동 전, 운동 시작 직후, 6주간 후, 12주간 후에 측정했다.

그 결과, 유산소운동을 한 그룹은 뇌 해마의 혈류량이 증가하여 기억력이 향상됐다. 그리고 거의 예외 없이 모든 참가자에게 유산소운동이 기억력 향상에 도움이 된다는 사실이 확인됐다.

운동은 유전자 발현에도 영향을 미친다. 일전에 나는 TV 프로그램에 참여해서 운동을 하면 'AMPK'라는 장수 유전자가 활성화된다는 내용을 소개한 적이 있다. 'AMPK'는 운동을 하거나 칼로리를 제한하면 활성화되는 메커니즘이다. 러닝으로 세포 속 에너지가 결핍되면, AMPK가 활성화되어 장수 유전자의 스위치를 켤('ON'으로 돌아서게 할) 수 있다.

운동 후엔 조금 과식해도 된다

　나는 2009년부터 나가노현 이야마(飯山)시에 있는 이야마적십자병원에서 '당뇨병 및 대사증후군 외래'를 맡고 있다. 이 병원에서 이야마시의 당뇨병 환자를 진료하는 동안, 계절 변화가 환자의 병세에 영향을 미친다는 사실을 알게 됐다. 가을이 되면 환자의 혈당치가 상승하고 체중이 증가하는 등 당뇨병을 조절하기 어려워지다가, 초봄이 되면 서서히 개선되는 현상을 볼 수 있었다.

　이런 경향은 '코타츠'(낮은 탁자 아래 화로나 난로를 설치하고 담요 등으로 덮은 일본식 난방 기구)를 꺼내는 시기와 관련 있다. 코타츠 안에 들어가 있으면 하체가 따뜻해지고 기분이 나른해져 활동량이 줄어든다. 게다가 간식으로 칼로리가 높은 음식을 늘어놓고 먹게 되므로 건강에 큰 문제가 된다.

영국 배스대학교 연구진이 2013년 발표한 논문에 따르면, 건강한 젊은 남성을 1일 45분씩 유산소운동을 하는 그룹과 그렇지 않은 그룹으로 나눈 다음 두 그룹에 칼로리를 과잉 공급했더니, 운동을 하지 않은 그룹은 인슐린 효과가 약해져서 식후 혈당치가 치솟은 반면, 운동을 한 그룹은 인슐린 효과와 혈당치가 유지됐다. 즉, '운동을 하면 단기간 과식을 해도 별 문제가 없다'는 결론이 나온다.

나는 이야마시에서 만난 환자들에게 겨울에 코타츠를 사용하지 말고, 대신 밸런스볼(간단한 운동기구)에 앉아보자고 지도했다. 행동 범위를 좁히는 원인을 제거하니 혈당치 조절에 큰 도움이 됐다.

비탈길 걷기 운동의 힘

걷다 보면 비탈길을 만나기도 한다. 도시에도 경사가 가파른 비탈길이 있어 무시할 수 없는데, 이런 비탈길을 오르내리면 운동 강도가 평지의 2~3배는 된다.

비탈길이나 계단 같은 경사를 오르내리는 운동을 '슬로핑 sloping'이라고 한다. 완만한 비탈길이라도 하반신을 단련하는 데 도움이 되므로 비탈길을 발견하면 오르는 것이 좋다.

이때 속도는 별문제 되지 않는다. 이것이 걷기와 다른 점이다. 천천히 10~15분만 경사를 오르내려도 운동 효과가 상당하다.

비탈길만 오르내려도 상관없으니, 걷기를 하다가 도중에 비탈길을 만나면 도전해보길 권한다.

평지를 걸을 때보다 슬로핑이 조금 더 힘든데, 슬로핑을 하다 보면 비탈길을 오르기도 하고 내려가기도 한다. 이때 사용하는 근육이 서로 다르며, 이것이 바로 슬로핑의 장점이다.

비탈길을 뒤로 걷는 방법도 있다. 이때 앞이 보이지 않으므로 손잡이를 꼭 잡아야 한다. 뒤로 걸어보면 앞으로 걸을 때는 사용하지 않던 근육이 움직인다는 것을 알 수 있는데, 슬로핑에선 그런 움직임을 더 잘 느낄 수 있다. 지금껏 잘 쓰지 않던 근육을 사용하므로 뇌의 활성화에 꼭 필요하다.

뒤로 걷거나 비탈길을 내려갈 때는 세심한 주의를 기울여야 한다. 혼자서 시도하지 말고 누군가 함께해줄 사람을 찾아보자.

뇌를 깨우는 태극권

근육에는 구부리는 근육(굽힘근)과 펴는 근육(폄근)이 있는데, 이 둘이 협력해서 우리 몸을 움직인다. 사람들이 근육 자랑을 하면서 팔뚝을 걷어붙이고 알통을 과시할 때는 근육을 구부린 상태지만, 사실 팔 아래쪽 근육은 펴져 있다.

굽힘근과 폄근을 균형감 있게 단련하면 뇌를 활성화하는 데 도움이 된다. 태극권이나 일본무용이 바로 그렇다.

태극권이나 일본무용을 할 때는 무릎을 살짝 구부리고 엉덩이를 뒤로 약간 빼면서 엉거주춤한 자세를 취한다. 그러면 굽힘근과 폄근을 모두 쓰게 된다. 스쾃도 마찬가지다.

태극권에선 살짝 무릎을 구부린 채 상체를 움직인다. 그리고 모든 동작을 천천히 쉬지 않고 수행한다. 그래서 넓적다리 네갈래근이 가장 많이 단련된다. 몸속에서 큰 근육에 속하는 부위인데, 이곳이 자극을 받으면 기초대사량이 늘고 뇌가 자극을 받는다.

태극권은 호흡법이 중요하기 때문에 유산소운동으로도 효과적이다. 전신의 균형을 잡아주고, 근육도 단련해주며, 호흡법도 배울 수 있어 종합적인 운동이라 할 만하다.

중국에선 이른 아침에 공원에서 태극권을 즐기는 노년층을 볼 수 있는데, 그만큼 태극권은 나이에 상관없이 할 수 있는 운동이므로 권한다.

나이가 들어도
근육을
키울 수 있다

미우라 게이조는 연간 120일이나 스키를 탔다. 그것도 주로 산악스키였다고 한다. 리프트가 설치된 스키장이 아니라, 스키 판을 메고 산꼭대기까지 올라가서 그것을 타고 미끄러져 내려간 것이다. 누군가 지나간 적 없는 눈의 경사면을 타는 것이 목적이었다. 미우라는 새로운 눈 위를 미끄러져 내려가는 것을 특히 좋아했다.

그러기 위해 평소 훈련을 빠뜨리지 않았는데, 100세를 넘겨서도 실제로 훌륭한 근육을 지니고 있었다.

나이가 들수록 아무리 단련해도 몸에 근육이 붙지 않는 듯싶지만, 근육은 90세가 되었든 100세가 되었든 단련할 수 있다. 미우라가 좋은 사례다.

물론 그러자면 훈련이 꼭 필요하다. 웬만큼 나이가 들면 역기를 드는 식의 훈련은 걸맞지 않지만, 체중을 싣거나 신축성 있는 고무 밴드(튜브)를 활용해서 체조를 한다든지 부담스럽지 않은 근력운동을 하면 된다. 근력운동은 나이와는 상관없다.

빨리 걷기와 천천히 걷기를 반복한다

인터벌 트레이닝에 대해 살펴보자. 무척 오래된 훈련법인데, 1948년 런던올림픽과 1952년 헬싱키올림픽 육상 장거리 종목에서 금메달 4개와 은메달 1개를 따내며 '인간 기관차'로 알려진 체코슬로바키아의 에밀 자토펙Emil Zátopek 선수가 시작했다고 한다. 빨리 달리기(고강도 운동)와 천천히 달리기(저강도 운동)를 번갈아가며 진행하는 방식이다. 몹시 힘들어서 육상선수도 악 소리를 지를 정도라고 하는데, 효과는 좋은 모양이다.

미우라 게이조는 이 방식을 걷기에 적용했다. 빨리 걷기와 천천히 걷기를 반복하는 것이다. 즉, '인터벌 걷기'다.

처음 15분간은 천천히 걸으며 몸을 푼다. 심박수가 100~115로 올라가면 이제 아주 빠르게 15분간 걷는다. 심박수가 115~140까지 올라간다. 그러면 다시 15분간 천천히 걸으며 가볍게 몸을 푼다. 심박수도 다시 100~115로 내려간다. 이렇게 45분간 걷는 방식인데, 계속 같은 속도로 걸을 때보다 효과가 크다.

가속도계로 칼로리 소모량 확인하기

나는 하루에 칼로리를 얼마나 소비하는지 측정하려고 가속도계를 사용한다. 만보계처럼 걸음 수를 세는 수준이 아니라 앉아 있는 시간, 워킹과 러닝을 한 시간, 집안일을 한 시간을 분석할 만큼 성능이 뛰어나다. 팔찌처럼 손목에 차고 평소대로 생활하면 매일 소비하는 칼로리양을 측정해준다.

가속도계가 있으면 일상생활에서 나타나는 활동량을 객관적으로 관찰해서 생활습관을 바꿀 수도 있다.

고령자는 대개 앉아서 생활하는데, 그 행동 패턴을 조사한 자료는 거의 없다. 이를테면 '한군데 오래 앉아 있는지, 아니면 여러 곳을 옮겨 다니며 잠깐잠깐 앉아 있는지'를 관찰한 데이터가 없다.

미국 하버드대학교 공중위생학과 에릭 시로마 Eric J. Shiroma 연구팀은 여성 고령자 7247명에게 약 15시간 동안 가속도계를 장착하게 했다. 그 결과, 절반이 넘는 사람들이 평균 9.7시간 동안 앉아서 지낸다는 사실을 확인했다. 나이나 비만도에 따라 앉아 있는 시간은 비례했고, 앉는 빈도와 일어서는 횟수는 줄어들었다.

또한 고령자가 한군데 앉아 있는 시간은 30분 이하로 의외로 비교적 짧았다. 가속도계를 확인해서 칼로리를 적게 소비했다면 오늘은 정원 가꾸기라도 해봐야겠는걸 하고 생각해볼 수도 있다. 가속도계를 사용하면 평소 깨닫지 못한 자신의 행동 패턴을 돌이켜보는 계기가 되므로 많은 도움이 될 것이다.

운동 강도를
알려주는
심박수 계산하기

인터벌 걷기를 할 때 기준은 심박수다. 미국의 저명한 스포츠 트레이너 필립 매피톤Philip Maffetone 박사가 설계한 훈련법인데, 설명하자면 이렇다. 180에서 자신의 나이를 뺀 수치를 심박수로 설정해놓고 트레이닝을 하면 효율이 가장 좋다고 한다. 그래서 이를 '180 공식'이라고도 한다. 50세를 예로 들면 180에서 50을 빼면 130이므로, 심박수 목표치를 130으로 잡으면 된다.

다만, 이것도 목표치이기에 다음 사항도 고려해야 한다.

① 1년간 트레이닝을 해보고 별다른 문제가 없었다면 이 계산식을 그대로 활용한다.

② 1년 이내에 큰 질환이나 부상을 입어 운동을 할 수 없는 기간

이 있었다면 여기서 10을 뺀다.

③ 운동 부족이나 컨디션이 나쁠 때는 5를 뺀다.

④ 컨디션이 좋고 차츰 기록이 오를 때는 5를 더한다.

⑤ 대회에 출전한다든지 수년간 성실하게 트레이닝을 이어가고 있다면 10을 더한다.

50세라면 심박수 목표치를 130으로 잡고 트레이닝을 해야 바람직하지만, 운동이 부족한 상태거나 컨디션이 나쁘다면 130에서 5를 뺀 125를 목표치로 설정한다.

하지만 고령자에겐 이런 목표치도 적용되지 않는다. 미우라는 인터벌 걷기를 할 때 심박수가 최대 140이나 된다. 그만큼 평소 꾸준히 트레이닝을 했다는 뜻이다.

'180 공식'은 기억하기 쉽고 계산도 간단하므로 꼭 시도해보기 바란다. 심박수는 맥박으로 측정하는데, 15초 동안 맥박수를 재서 거기에 4를 곱하면 된다. 10초 동안 재서 6을 곱하는 방법도 있다.

맥박을 측정하는 올바른 방법도 기억해두자.

① 손바닥 쪽 손목 관절의 약간 아랫부분에 반대편 손의 검지와 중지를 얹는다. 약지까지 얹어도 상관없다.

② 그러면 맥박이 뛰는 것이 느껴지는 곳이 있다.

③ 손가락을 모아 맥을 짚는다.

④ 시계를 보면서 15초 동안(10초 동안) 수를 헤아린 다음 4(6)를 곱한다.

안정된 상태의 맥박수를 미리 측정해둔다. 운동을 마친 직후에도 잠시 멈춰 서서 잰다. 익숙해지면 손쉽게 측정할 수 있다.

걷기는 물론 마라톤을 뛸 때도 자신에게 알맞은 운동 강도를 알 수 있으므로, 심박수는 항상 측정해두는 것이 좋다.

의자나 탁자를
잡고 하는
스쾃

로코모티브 신드롬 locomotive syndrome 이라는 증후군(운동 기능 저하 증후군)이 있다.

우리 몸을 움직이는 메커니즘이 제대로 작동하지 않아서 걷는 것이 귀찮아지거나 실제로 걸을 수 없게 되는 상태를 말하는데, 일본에선 줄여서 '로코모'라고도 한다.

우리가 움직이려면 필요한 것이 우선 근육, 뼈, 연골, 관절, 신경이다. 이들 조직이 서로 연관되어 몸이 움직인다. 그래서 이 모두를 아울러 '운동기관 locomotorium'이라고 한다.

관절이나 신경 같은 이런 조직 중 무엇 하나만 제대로 작동하지 않아도 몸은 움직이지 않는다.

만일 허리가 아프다면 그 원인이 뼈 때문인지, 연골 때문인지, 아니면 신경 때문인지 두루 생각해볼 수 있다. 또한 한 군데가 아니라 뼈와 신경 등 여러 요인이 복합될 때도 있다. 운동기관은 서로 연결되기에 그렇다.

로코모티브 신드롬이 화제로 떠오른 이유는 다리가, 무릎이, 또는 허리가 아파서 자립 생활을 영위하기가 점점 어려워지기 때문이다. 최악의 경우에는 누워서 지내게 되는데, 그러면 문제다.

어떻게 해야 할까? 다리와 허리 근육을 단련해두어야 한다.

그러기 위해 간단한 스쾃 동작을 소개한다.

다리를 허리 폭만큼 벌리고 선다. 발끝을 발뒤꿈치에서 30도 바깥쪽으로 벌린다.

상체를 살짝 앞으로 숙이고(이것이 포인트) 앉았다 일어선다. 양변기에 앉는다는 느낌으로 자세를 취한다.

이때 무릎은 90도가 기준이지만 처음부터 무리할 필요는 없다. 이 동작을 반복하는데, 5~6회를 1세트로 1일 3세트 실시한다. 그러면 배, 등, 넓적다리, 엉덩이 근육을 단련할 수 있다.

스쾃을 할 때 손을 머리 뒤에 대고 등 근육을 편 채로 무릎을 구부리는 방법이 있는데, 이렇게 하면 젊은 사람은 괜찮지만, 고령자는 균형을 잡지 못하고 뒤로 넘어질 수도 있다. 또 무릎을 많이 구부리면 근육에 부담을 주어 오히려 통증을 유발할 수도 있다. '가볍게' 한다는 생각으로 시작하는 것이 좋다.

하루에 3회, 약을 먹는다고 생각하고 실천해보기 바란다. '스쾃약'을 잊지 말자!

이보다 더 쉬운 방법이 의자나 탁자를 이용하는 동작이다.

앉는 요령은 같으므로 의자를 잡고 앉았다가 일어난다. 되도록 다리와 허리 근육을 의식하면서 천천히 반복한다. 이때 탁자 위에 살짝 손끝이나 손바닥을 대면 더욱 안정감 있게 일어날 수 있다. 의자에 앉거나 일어서는 동작만으로도 다리와 허리에 좋은 운동이 된다.

의자 등받이를 이용하는 방법도 있다.

의자 등받이에 손을 얹고, 한쪽 발을 살짝 들어 올린 채 서 있기만 하면 된다. 약 1분씩 좌우를 1세트로 1일 3세트 실시한다. 균형이 안 잡히면 의자 등받이를 단단히 붙잡으면 된다.

미우라 게이조도 이렇게 간단하고 안전한 방법으로 스쾃을 했다. 탁자 위에 손을 얹고 자신의 체중을 지탱하면서 반복했다.

안전을 가장 중요하게 여기고, 절대 무리하지 말아야 한다. 가벼운 운동도 꾸준히 반복하면 반드시 효과를 볼 수 있다.

운동을
못 할 때는
일상생활을 활발하게

유산소운동이 중요하다는 건 알지만, 신체 기능의 쇠퇴로 운동하기 어려운 고령자도 많다. 그런 분들도 할 수 있는 '노화 예방법'이 있다.

꼭 격렬한 운동이 아니더라도 일요일에 하는 목공, 정원 가꾸기처럼 일상생활에서 평소 하는 활동을 활발하게 수행하면 심혈관이 젊게 유지되어 장수할 수 있다.

스웨덴 카롤린스카대학교 의학과 엘린 에크블롬 바크Elin Ekblom-Bak 박사 팀은 60대 남녀 4232명의 일상적 활동 및 운동습관과 심질환 및 사망률의 관계를 12년에 걸쳐 추적 관찰했다.

일상생활에서 활동량이 많은 그룹은 운동을 하지 않는데도, 활동량이 적은 사람에 비해 남녀 모두 복부 비만과 동맥경화를 예방하는 HDL 콜레스테롤과 중성지방의 수치가 정상으로 나왔다. 대사증후군 발병률도 낮았다. 또한 남성은 당뇨병과 밀접한 관련이 있는 인슐린 수치와 혈당치, 그리고 감염증이나 심근경색이 의심될 때 증가하는 피브리노겐fibrinogen 수치가 뚜렷하게 낮았다. 게다가 활동량이 많은 그룹은 그렇지 않은 그룹에 비해 심질환이 약 27퍼센트, 총사망률도 약 30퍼센트 낮았다.

 운동을 할 수 없다면, 일단 일상생활에서 활동량을 늘리는 것이 젊음을 유지하는 비결인 것 같다.

근감소증을
예방하는
운동

 돌봄을 받지 않아도 되는 신체가 되려면 무엇이 필요할까? 돌봄 현장을 방문했을 때 내가 느낀 점은 근육량이 적은 사람은 예후가 나쁘다는 것이다. 근육량이 감소하면 다른 사람이 일으켜 세우기도 어렵다.

 근육량은 혈액 내 단백질, 즉 알부민 수치를 기준으로 확인할 수 있다. 이전까지는 노화에 따른 근력 저하 현상을 자연스러운 노화 과정으로 바라보았기 때문에 근감소증sarcopenia을 진단하는 기준이 없었다. 하지만 근감소증이 진행되면 몸을 지탱하는 광배근, 복근, 무릎 굽힘근 같은 중요한 근육들이 약화되어 몸을 움직이기가 귀찮아지기에 노화가 더욱 진행된다.

2014년 4월, 미국 국립위생연구소 재단의 바이오마커 컨소시엄(Biomarker Consortium)에서 근감소증 프로젝트를 수행하고 근감소증의 새로운 진단 기준을 설정했다.

이 실험에 사용한 것이 골밀도를 측정하는 장비인 DEXA(Dual Energy X-ray Absorptiometry, 이중 에너지 방사선 흡수 계측기)'다. 근육량을 측정하는 도구로도 쓰이는 장치다. 프로젝트에선 평균 연령 75세 전후의 남녀 2만 6000명 이상의 데이터를 수집 및 분석한 다음, DEXA로 측정한 악력이 남성은 26킬로그램 미만, 여성은 16킬로그램 미만일 때, 그리고 손발의 근육량을 신장과 체중으로 보정한 ALM-BMI 비가 남성은 0.789 미만, 여성은 0.512 미만일 때 근감소증에 해당한다고 근감소증의 진단 기준을 설정했다.

근육량은 50세 무렵부터 감소하기 시작한다. 하지만 자각 증상이 나타나는 건 약 20년 후인 70세 무렵이다. 장비로 계측한 결과, 점차 근육량이 감소한다는 사실이 밝혀졌다. 근력 감퇴를 막으려면 매일 운동해야 한다.

젊어지는
목 체조

뒤에서 누군가 내 이름을 부를 때, 쓱 하고 목을 돌려 뒤돌아볼 수 있다면 아직 젊다는 증거다.

나이가 들면 그럴 때 몸 전체를 뒤로 돌리지, 목만 쓱 돌려서 뒤돌아보지 못한다. 목 관절을 포함한 모든 관절이 굳어서 그렇다. 따라서 젊어 보이기 위해서라도 목 관절을 부드럽게 만들어두면 목만 쓱 돌려 뒤돌아볼 수 있다.

미우라 게이조가 아침에 일어나자마자 했던 목 체조를 소개한다. 미우라와 대담을 나눈 히노하라 시게아키가 감탄하며 자신도 해봐야겠다고 생각했다던 그 체조다.

① 침대에 앉아서 똑바로 등 근육을 편다.

② 천천히 목을 앞으로 숙인다. 이때 무리하지 말고 할 수 있는 만큼만 숙였다가 되돌아온다.

③ 그다음엔 목을 뒤로 젖힌다. 천장을 바라보며 천천히 젖힌다. 이때도 무리하지 말고 할 수 있는 만큼만 한다. ②번과 ③번을 20~30세트 반복한다. 앞뒤로 목을 움직이는 운동이 끝나면 좌우로도 목을 숙인다. 이 동작도 20~30세트 반복하되, 무리하지 않도록 주의한다.

④ 이제 목을 천천히 돌린다. 오른쪽으로 돌리기 15회, 왼쪽으로 돌리기 15회 실시한다. 힘을 빼고 천천히 가벼운 마음으로 한다.

이 체조는 목과 어깨 근육을 풀어준다. 아침에 일어나서 바로 시작하면 가볍게 몸을 풀 수 있으므로 습관이 될 때까지 매일 해보자.

바른 자세가
젊음을
만든다

예전엔 허리가 굽은 노인을 자주 볼 수 있었다. 90도 가까이 허리가 굽은 분도 있어서, 어린 마음에 앞이 보이지 않으면 어쩌지 하고 걱정했던 기억이 난다. 최근엔 영양 상태가 좋아져서인지, 허리가 많이 휜 사람을 거의 못 본 것 같다.

여하튼 자세가 나쁘면 노인 티가 난다. 외국에 갔을 때 걸어 다니는 사람들을 보고 있노라면 모두 등 근육을 쭉 펴고 있어 자세가 좋다는 생각을 하곤 했다. 한번은 이곳에 있는 영국인에게 어떻게 그렇게 자세가 좋은지 물어보았다.

어릴 적부터 자세를 바르게 하라고 주의를 받았고, 조금 자란 뒤로는 머리 위에서 뭔가가 끌어당긴다는 느낌으로 걸으라는 조언을 들었다고 한다. 그래서 항상 자세를 의식하는 것 같다.

자세를 바르게 교정하려고 벽에 몸을 딱 붙이고 자세를 바로잡으려 노력했던 기억이 난다. 그중 간단한 방법이 등 근육을 똑바로 아래로 당기고, 견갑골을 내리는 것이다. 견갑골을 살짝 내리면 자연스럽게 자세가 좋아진다. 가슴을 쫙 펴는 것이 아니라 어깨를 똑바로 아래로 내리면 된다.

자세를 가다듬으려면 큰 거울에 전신을 비춰보는 것도 좋은 방법이다. 자세가 나쁜지 여부도 알 수 있고 배가 나온 것도 실감할 수 있다.

차분히 자신의 몸과 마주하자.

골반 조이기로 노화를 방지한다

나이가 들어도 마음 편히 외출할 수 있고, 집 밖을 나가는 것이 귀찮아지지 않는 것, 이 점이 노화 방지에 무척 중요하다. 외출이 꺼려지지 않으려면 골반 조이기를 해볼 만하다. 도쿄도 노인종합연구소가 고령자의 칩거에 관한 조사를 실시한 결과, 칩거하는 사람은 자주 외출하는 사람에 비해 사망률이 2배를 웃돌았다. 그리고 보행장애 등이 있어 칩거하는 사람은 사망률이 무려 4배나 높다는 사실이 확인됐다.

또한 집에만 틀어박혀서 사람들을 만나지 않는 사람일수록 알츠하이머병 발병률이 높다는 자료가 있다.

젊은이들이 어딘가에 틀어박혀 사는 것도 문제지만, 고령자가 칩거 생활을 하는 것도 경계해야 한다. 고령자가 그러는 원인 중 하나가 요실금이다. 다른 사람들 앞에서 소변이 새는 모습을 보이면 창피하니까 외출하기 싫어지는 것이다. 또 문득 소변이 흘러서 곧장 화장실을 찾는 모습을 보이면 남들이 싫어할 거라고 생각한다. 화장실에 자주 가야 해서 여행을 떠날 수 없다고 고민하는 고령자가 꽤 있다.

화장실에 자주 가는 사람은 전립샘비대증이나 과민성방광일 가능성이 있으므로 의사와 상담하는 것이 좋으며, 먼저 골반 조이기 체조를 해보는 것도 효과가 있다.

마루에 등을 대고 드러누워 양쪽 무릎을 세운다. 항문을 꽉 조이고 5초간 그대로 버틴다. 힘을 빼고 10초간 근육을 풀어준다. 또 항문을 꽉 조인다. 이 과정을 3세트 반복한다. 항문에 힘을 줄 때는 배의 힘을 빼야 하고, 호흡은 멈추지 않는다. 의자에 앉아서 해도 된다.

먹는 힘을
키우는
혀 내밀기 체조

　미우라 게이조는 퍽 특이한 체조를 궁리하곤 했는데, 혀 내밀기 체조도 그중 하나다. 입을 크게 벌리고 혀를 내미는 동작인데, 얼굴이 늙어가는 것이 싫다는 생각에 이런저런 공부를 하며 만들어 낸 것 같다.

　미우라는 굉장한 메모광으로, 읽고 듣고 하다가 좋다고 생각되는 것이 있으면 모두 수첩에 기록했다. 이 체조도 그렇게 알게 됐을 것이다.

　① 입을 크게 벌리고 혀를 최대한 앞으로 내민다.

　② 혀를 오른쪽으로 보낸다.

　③ 혀를 정면으로 되돌린 다음, 이번에는 왼쪽으로 보낸다.

이 동작을 50세트 반복한다. 그 정도로 하면 힘들어서 턱도 혀도 뻐근해지는데, 미우라는 하루도 건너뛰는 법이 없었다고 한다.

손자인 미우라 고타三浦豪太의 말을 들어보면, 게이조는 얼굴에 주름이 적고 안색도 반짝반짝 빛날 정도로 좋았다고 한다. 이 체조를 할 때는 입을 너무 크게 벌려서 턱이 빠지지 않도록 주의해야 한다.

혀 내밀기 체조를 하면 얼굴 주름이 없어진다고 장담하기는 어렵지만, 음식을 먹을 때 혀를 잘 움직일 수 있고 음식을 삼키는 데도 도움이 된다.

혀 내밀기 체조

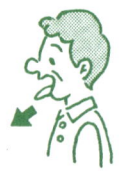 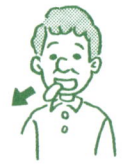 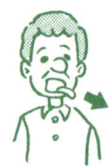

① 입을 크게 벌리고 혀를 최대한 앞으로 내민다.
② 혀를 내민 채로 오른쪽으로 보냈다가 정면으로 되돌린다.
③ 다시 혀를 왼쪽으로 보냈다가 정면으로 되돌린다.

음식을 삼키는 능력은 나이가 들수록 쇠퇴한다. 이 능력을 단련하려면 혀 내밀기 체조와 함께 입을 오므리기, '이~' 하며 입을 옆으로 벌리기, 볼을 불룩하게 부풀리기, 기침하기 등의 동작을 연습해보자. 음식을 먹고 삼키는 능력은 살아가는 힘이니까 말이다.

밸런스볼로 전신 운동하기

　밸런스볼은 간단한 운동기구로, 45~70센티미터 지름의 탄력 있는 볼이다. 이 볼을 활용하는 체조가 몸에 상당히 좋다. 밸런스볼은 원래 장애를 입은 환자의 재활 치료를 위해 개발된 도구여서, 몸에 무리를 주지 않고 운동할 수 있다.

　볼에 앉아서 몸을 앞뒤로 천천히 움직이기만 해도 몸의 코어 근육이 단련된다. 몸의 코어 근육은 매끄러운 움직임을 만들어주는 근육으로, 단련해두면 낙상 방지에도 도움이 된다. 이 근육은 바깥쪽 근육에 비해 의식적으로 움직이기 어렵기 때문에 밸런스볼을 사용하는 방법이 가장 적절하다.

　근육이 적당하게 단련된 사람일수록 장수할 가능성이 높다. 집

안에서든 밖에서든 몸이 움직이지 않으면 아무것도 할 수 없기 때문이다.

밸런스볼 체조

등 근육을 펴고, 등뼈를 수직으로 바닥에 찌르듯이 앉는다.

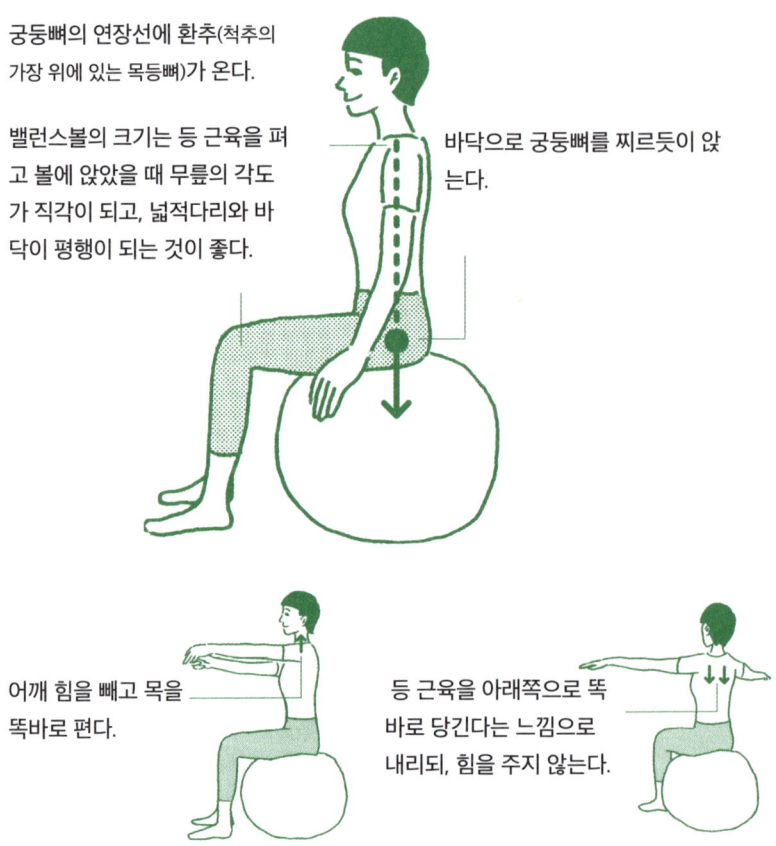

궁둥뼈의 연장선에 환추(척추의 가장 위에 있는 목등뼈)가 온다.

밸런스볼의 크기는 등 근육을 펴고 볼에 앉았을 때 무릎의 각도가 직각이 되고, 넓적다리와 바닥이 평행이 되는 것이 좋다.

바닥으로 궁둥뼈를 찌르듯이 앉는다.

어깨 힘을 빼고 목을 똑바로 편다.

등 근육을 아래쪽으로 똑바로 당긴다는 느낌으로 내리되, 힘을 주지 않는다.

① 궁둥뼈가 볼을 찌르듯이 앉는다.
② 손을 펼친다. 그다음 갈비뼈를 조이듯 양팔을 앞으로 뻗는다.
③ 등 근육을 당겨서 내린다. 등 근육을 똑바로 아래로 내리는 것이다. 당겨서 내린다는 느낌이 뭔지 잘 모르겠다면, 그와 반대로 어깨를 올렸다 내리면 된다.

밸런스볼 위에서 균형을 잡으면 골반이 안정된다. 그러다 보면 자세가 좋아지고, 다리와 허리의 움직임뿐 아니라 팔의 움직임도 가벼워져서 운동량이 자연스럽게 늘어나 비만을 예방할 수 있다.

밸런스볼 위에서 균형을 잡고 있으면 자신의 몸이 틀어졌는지도 알 수 있다. 몸이 틀어져 있으면 볼 위에 똑바로 앉으려고 해도 몸이 오른쪽으로 기우뚱 왼쪽으로 기우뚱 한다. 그래서 평소 알아차리지 못했던 몸의 뒤틀린 상태를 파악할 수 있다.

밸런스볼의 적당한 크기는 체격에 따라 다르다. 등 근육을 펴고 볼에 앉았을 때 무릎의 각도가 직각이 되고, 넓적다리와 바닥이 평행이 되는 것이 좋다.

코어 근육을
단련해주는
조이기 체조

몸을 조인다고 해서 밴드나 고무로 조이는 건 아니다. 의식해서 옆구리를 조이고, 엉덩이를 조인다는 뜻이다.

몸을 조이는 동작도 밸런스볼과 마찬가지로 몸의 코어 근육을 단련해준다.

아무것도 없이 그냥 조이면 꽉 조여드는 느낌이 들지 않는다 싶거든, 의자에 앉아서 두 넓적다리 사이에 쿠션이나 수건을 끼우고 힘을 주면서 꽉 조여보자. 그렇게 꽉 조였다 느슨하게 풀어주는 방법으로 5~10세트를 반복한다. 이것이 넓적다리 조이기, 허리 조이기 체조다.

옆구리 조이기를 할 때도 수건을 활용하면 좋다. 엉덩이에는 수건을 사용할 도리가 없으므로, 그냥 항문에 힘을 꽉 준다. 그렇게 힘을 주었다 뺐다 하면 된다. 지하철에서든 사무실에서든 어디서든 다른 사람들이 모르게 할 수 있으므로 오늘부터 바로 시작해 보자.

운동은 매일 습관처럼

한 입에 30회 씹기, 아침에 일어나면 목 체조 하기, 걷기. 이 모든 동작이 크게 힘들이지 않고 간단하게 실행할 수 있는 운동이다.

다만 계속한다는 것이 중요하다. 계속해야겠다고 마음을 먹으려면 습관이 되어야 한다. 습관이 들면 계속하겠다거나 해야 한다는 부담을 느낄 필요도 없다. 자신도 모르게 무의식적으로 하게 된다.

걷기가 습관이 되면 비나 눈이 와서 걷기를 하지 못할 때, 몸을 너무 움직이지 않았다는 생각이 들어 마음이 불편해진다. 그러면 걷기가 습관이 되었다고 할 만하다.

이전의 성인병을 생활습관병으로 바꾸어 부르자고 제안한 사람이 히노하라 시게아키다. 그는 나쁜 생활습관이 질병을 불러오므로, 나쁜 생활습관을 버리고 좋은 생활습관을 몸에 익히면 질병을 예방하고 치료할 수 있다고 주장했다.

실제로도 그는 스스로 좋은 생활습관을 익혀서 건강한 장수를 누리며 인생을 살았다.

우리도 실천해보자. 몸에서 좋다고 느끼면 습관이 될 것이다.

이것이 건강한 장수로 가는 길이다.

자외선 쬐며 일광욕하기

내 몸속에 비타민 D를 만들어내려고 나는 정기적으로 괌섬에 가서 햇볕을 쬔다. 겨울에는 30분가량 대학 주변을 거닐며 햇볕을 쬔다. 햇볕을 쬐면 비타민 D가 몸속에서 만들어지기 때문이다.

자외선을 과도하게 쬐면 피부암에 걸릴 위험이 높아진다고 하는데, 이는 호주에서 나온 논문을 계기로 널리 알려진 얘기다. 또 여성이 선탠을 하면 기미가 생기는 원인이 되기에 '자외선은 피부의 적'이라며 주의해야 한다고 한다. 이해할 만한 주장이지만, 나는 도리어 자외선을 지나치게 기피하면 건강에 좋지 않다고 생각한다.

햇볕을 쬐면 건강에 좋은 효과가 몇 가지 있기 때문이다.

영국 사우스햄튼대학교 의학부 마틴 필리쉬 교수 팀의 2014년 연구에 따르면, 자외선UVA을 쬐면 피부에 쌓인 일산화질소가 혈액 속으로 퍼져 혈압이 내려가는 메커니즘이 있다고 한다. 논문에선 이렇게 결론 내린다. "이번 연구 데이터를 보면 일산화질소를 조절하는 피부 기능의 중요성을 알 수 있다. 고혈압이나 심질환의 발병률이 사는 지역이나 계절에 따라 달라진다는 사실도 설명할 수 있을 것이다."

심근경색이나 심장기능상실(심부전), 부정맥 등 순환기 질환은 일본인의 사망 원인에서 상위에 속하며, 고혈압이 주원인 중 하나다. 혈압은 계절 변화와 관련이 있고 추운 겨울철이 되면 상승하는 경향이 있어, 고혈압은 순환기 질환이 증가하는 주요인이다. 일본인의 사망 원인 중 피부암보다 순환기 질환이 압도적으로 많으므로, 햇볕을 쬐는 편이 더 낫다고 나는 생각한다.

더욱이 미국 웨이크포레스트대학교 의대 연구진의 논문에 따르면, 비타민 D 부족과 인지 기능 저하 사이에 연관성이 있다고 한다. 이후 연구가 더 진행되면 비타민 D를 보충해서 인지 기능 저하를 억제할 수 있는지 여부가 밝혀질 것이다.

이 연구의 주요 데이터인 혈중 비타민 D 농도 검사는 일본에선 건강보험이 적용되지 않는 항목이므로 환자가 전액 부담해야 한다. 이런 문제도 있어 일본에선 비타민 D 결핍증의 존재가 거의 밝혀지지 않았다. 미국 국민의 약 50퍼센트가 비타민 D 결핍증이라는 자료가 있어, 일본에서도 많은 사람이 비타민 D 결핍증일 것으로 짐작된다. 그만큼 비타민 D 결핍증은 흔한 증상이다.

　세계 곳곳에서 발표된 최신 논문을 추적하다 보면 때로는 '현재의 건강 상식'을 뒤집는 새로운 증거를 발견하기도 한다. 노화 방지 효과를 발견하기 위해 부단히 노력하는 나로서는 새로운 지식과 마주치는 일이 즐겁다.

지방세포가
살찌지 않게 하려면
운동을

지방세포에서 분비되는 호르몬인 아디포넥틴은 일본에서 최초로 발견됐다. 동맥에 상처가 난 부분을 발견하면 재빠르게 들어가서 상처를 낫게 해주는 호르몬이다. 동맥경화로 손상된 혈관을 치료해주는 것이다.

또한 아디포넥틴은 간이나 근육에서 지방 연소를 촉진하는 작용을 한다.

아디포넥틴 분비량은 나이가 들수록 줄어드는데, 미우라 게이조와 이타바시 미쓰는 상당히 많았다. 두 사람 다 나이가 들어가면서 동맥경화가 진행되고 있었는데도, 심근경색이나 뇌졸중을 일으키지 않은 이유는 아디포넥틴이 대량 분비됐기 때문일 테다.

아디포넥틴은 지방세포에서 분비되는 호르몬인 만큼, 비만도가 높을수록 분비가 원활해지지 않는다. 그래서 지방세포가 살찌면 안 된다. 그러려면 가장 좋은 것이 운동이다.

미우라도 그렇고 이타바시도 평생 꾸준히 운동했다. 이런 습관이 도움이 됐다. 역시 건강한 장수를 위해서는 반드시 운동해야 한다.

색칠놀이가
주는
치유 효과

뜻밖의 뇌 운동을 소개하겠다.

그림을 그리고 싶어 시작했는데 도무지 제대로 그려지지 않는다. 잘 그리고 싶고, 대상을 그대로 묘사하고 싶은 생각이 앞서서 그렇다. 내심 칭찬받고 싶은 마음도 있다 보니 그리기가 더욱 어렵다.

종종 유명한 그림을 색칠하기에 이용하기도 한다. 이를테면 고흐의 그림인 〈해바라기〉나 〈밤의 카페 테라스〉 등을 색칠하는 것이다. 작품 이름만 들어서는 잘 모를 수도 있는데, 그림을 보면 기억이 날 것이다. 색칠하기는 이미 윤곽이 잡혀 있으므로 그 위에 색만 칠하면 된다.

이런 색칠하기가 뇌에 미치는 영향은 이렇다. 일단 알고 있는 그림이므로 기억을 떠올려야 한다. 색을 칠할 때는 기억의 창고에서 본 적이 있는 그림의 색을 꺼내서 사용한다. 물론 화가가 그린 것처럼 똑같이 색을 낼 수는 없지만 되도록 비슷하게 접근하려고 노력하게 되므로 뇌를 많이 작동시켜야 한다. 또 자기만의 색깔로 그려보려고 시도하면 화가와 대결하게 되므로 뇌 기능을 최대한 작동시켜야 한다.

색칠하기는 혼자서 할 수 있고 경쟁 상대도 없다. 좋아하는 색으로 칠할 수도 있다. 더욱이 그림 그리기처럼 고도의 기술이 필요한 것도 아니므로 누구나 할 수 있다.

어린 시절을 떠올리며 색칠하기를 해보는 건 어떨까.

나이가 들어도
바로 효과를 볼 수 있는
운동

배가 불룩하게 나온 중년의 뱃살이 신경 쓰이기 시작하면 식습관이 걱정되면서 운동을 해야 한다는 생각이 들게 마련이다.

젊은 시절부터 살이 찌지 않도록 노력해온 사람일수록 수명이 길다는 연구 결과도 있지만, 웬만큼 나이가 들고 나서 칼로리 제한을 시작해도 도중에 포기하지만 않으면 수명을 연장하는 효과가 있다는 사실이 확인됐다.

영국 런던대학교 린다 파트리지Linda Partridge 교수 팀이 태어난 직후부터 칼로리를 제한하며 초파리를 사육했더니 수명이 50일이 됐다. 일반적으로 초파리의 수명은 40일이므로 10일이 늘어난 셈이다. 칼로리 제한을 생후 14일째부터 시작해도 수명이 50일이었고, 마찬가지로 생후 22일째부터 시작해도 수명은 50일이었다. 그런데 출생한 직후부터 칼로리 제한을 시작했다가 14일 후부터 중단했더니, 수명이 늘어나지 않고 40일 만에 죽어버렸다.

실험 결과로 볼 때 도중에 포기하지만 않으면 칼로리 제한은 언제 시작하든 효과가 있다는 얘기다. 초파리가 어떤 질병으로 죽는지에 대해서는 논문에서 밝히지 않기 때문에, 칼로리 제한으로 '노화 관련 질환'의 발병이 늦춰진 듯싶다.

지금 시작해도 늦지 않는다.